MINIGUÍA

DEL

TDAH

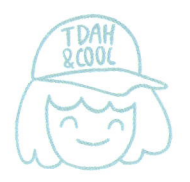

ALICE GENDRON

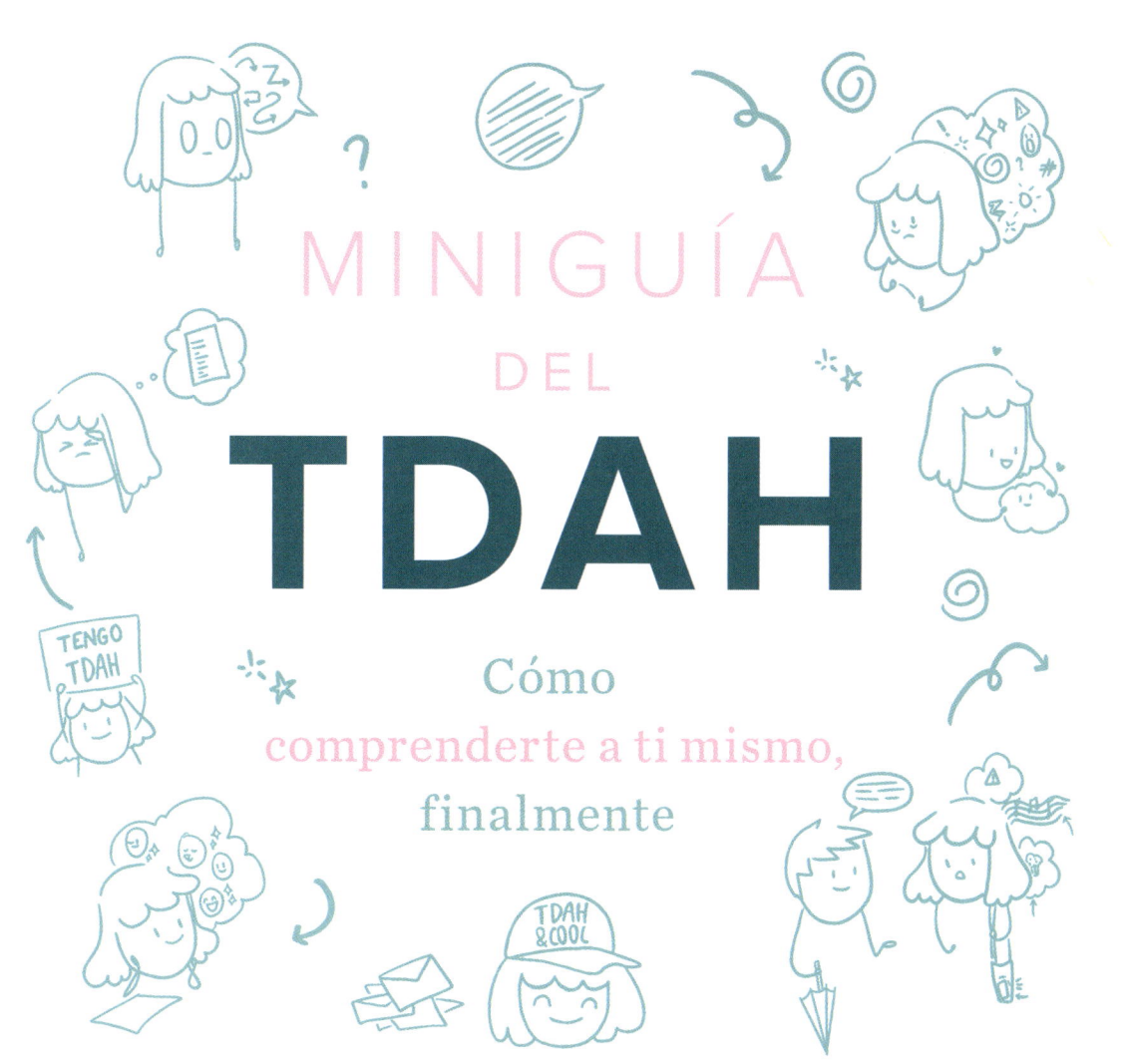

MINIGUÍA
DEL
TDAH

Cómo
comprenderte a ti mismo,
finalmente

Grijalbo vital

Papel certificado por el Forest Stewardship Council®

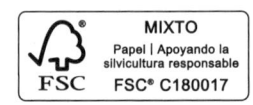

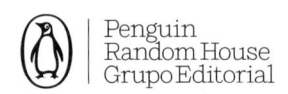

Miniguía del TDAH
Cómo comprenderte a ti mismo, finalmente

Título original: *The Mini ADHD Coach.*
How to (finally) Understand Yourself

Primera edición: abril, 2025

D. R. © 2023, Alice Gendron

Publicado por primera vez como Mini ADHD en 2023
por Vermilion, un sello de Ebury Publishing.
Ebury Publishing es parte de Penguin Random House

D. R. © 2025, derechos de edición mundiales en lengua castellana:
Penguin Random House Grupo Editorial, S. A. de C. V.
Blvd. Miguel de Cervantes Saavedra núm. 301, 1er piso,
colonia Granada, alcaldía Miguel Hidalgo, C. P. 11520,
Ciudad de México

penguinlibros.com

D. R. © 2024, Karina Simpson, por la traducción

ISBN: 978-607-385-783-3

Impreso en México – *Printed in Mexico*

PARTE 3
TRUCOS PARA EL TDAH

Prólogo

Si eres alguien que piensa diferente, ahora es tu momento de brillar.

Nuestro mundo está cambiando con rapidez. Las empresas inteligentes ya no están conformadas por equipos de personas que piensan igual. En cambio, se dan cuenta del valor de quienes piensan de forma diferente, los atípicos que pueden darle sentido al caos de este "nuevo mundo".

Mi propia neurodiversidad, la dislexia, me ha ayudado a ver el mundo de otra manera. Al desafiar el *statu quo* con mi trabajo como activista, he ayudado a otros a ver la dislexia también de otra manera. Como resultado, el pensamiento disléxico fue reconocido como habilidad en LinkedIn, la mayor plataforma de empleo del mundo, y en 2022 entró oficialmente en el diccionario como sustantivo. Quienes somos neurodiversos por fin nos estamos dando cuenta de que es hora de que nos mostremos abiertos y orgullosos de nuestra diferencia, no para intentar encajar, sino para destacar… porque cuando lo hacemos pueden pasar grandes cosas.

La dislexia y el trastorno por déficit de atención e hiperactividad (TDAH) suelen presentarse en pares. Al igual que la dislexia, el TDAH se reconoce sobre todo por sus dificultades y no por sus fortalezas. Y como en el caso de la dislexia, muchas personas con TDAH no son diagnosticadas y se les deja a su suerte sin comprender realmente cómo piensan ni qué cambios sencillos pueden hacer para funcionar lo mejor posible.

Este libro brillante ofrece una visión muy atractiva de lo que es tener TDAH, con herramientas y consejos muy prácticos para ayudarte a controlar tu cerebro con TDAH, y muchas ilustraciones divertidas con las que te identificarás y que abarcan todo lo relacionado con el TDAH. Espero que anime a todas las personas con TDAH, jóvenes y mayores, a dominar sus brillantes cerebros y a celebrar el hecho de pensar de forma diferente.

Kate Griggs
Autora de *This is Dyslexia*
Fundadora de Made By Dyslexia

¿Qué me pasa?

Durante muchos años me pregunté lo siguiente:

- ¿Por qué no puedo ser consistente cuando empiezo un nuevo pasatiempo?
- ¿Por qué no puedo controlarme y evitar interrumpir a la gente cuando habla?
- ¿Por qué no puedo seguir con mi trabajo o mis deberes?
- ¿Por qué no puedo pagar mis cuentas a tiempo?
- ¿Por qué no puedo recordar que tengo cita con el dentista?
- ¿Por qué no puedo mantener viva una planta?

Estas preguntas empezaron a surgir en mi mente cuando era niña, y cada vez se hacían más y más fuertes. Al principio de mis 20 años, eran perturbadoras y al final de mi veintena empezaron a resultarme muy molestas. Al final, la pregunta que las resumía todas era: "¿Qué me pasa?".

Ahora lo sé. La respuesta es: nada. No me pasa nada. Mis dificultades y mi comportamiento son perfectamente normales… para alguien con TDAH.

Recibir el diagnóstico a los 29 años y compartir mis retos con mi comunidad en línea me ayudó a darme cuenta de esto. Entre las personas con TDAH, mis "rarezas" son la norma y mis anécdotas más extrañas son perfectamente normales.

Al mirar en retrospectiva, mi TDAH fue evidente toda mi vida. Era una niña creativa que se metía en problemas por hablar demasiado y actuar con impulsividad. Era una adolescente soñadora, capaz de concentrarse durante

MUCHAS VECES A LO LARGO DE MI VIDA

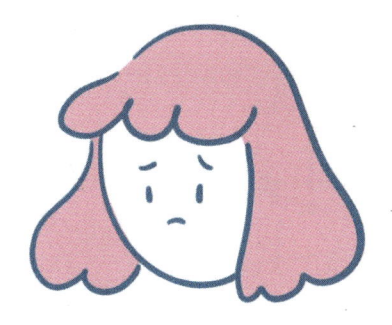

ME PREGUNTÉ
SI ME PASABA ALGO

horas en sus obras de arte, pero incapaz de poner toda mi atención en lo que decía mi profesor en clase. Era una joven confundida, que saltaba de una carrera a otra y acumulaba retrasos en el pago de todas las facturas. Durante meses luché contra la idea de someterme a una evaluación, antes de que finalmente encontrara el valor para pedir una cita. Me aterrorizaba la idea de que me despidieran. Yo estaba convencida de que lo estaba inventando. Pero necesitaba respuestas con tanta urgencia que de todas formas hice la evaluación.

Cuando el psiquiatra que me evaluó dijo muy casualmente: "Es obvio que tienes TDAH", sentí que se me quitaba un peso de encima. Supe que a partir de ese momento podría dejar de preguntarme todos los días: "¿Qué me pasa?". Tenía una respuesta. Tenía algo que investigar y comprender. Y, lo más importante, ya no estaba sola.

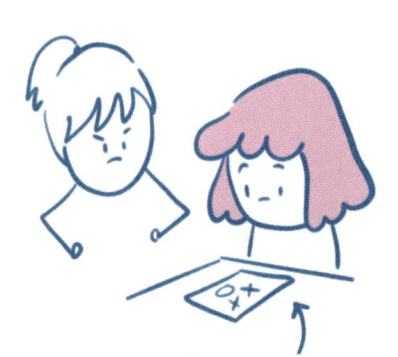

CUANDO COMETÍA DEMASIADOS ERRORES EN LA ESCUELA...

CUANDO ME ENTUSIASMABA APRENDER COSAS NUEVAS...

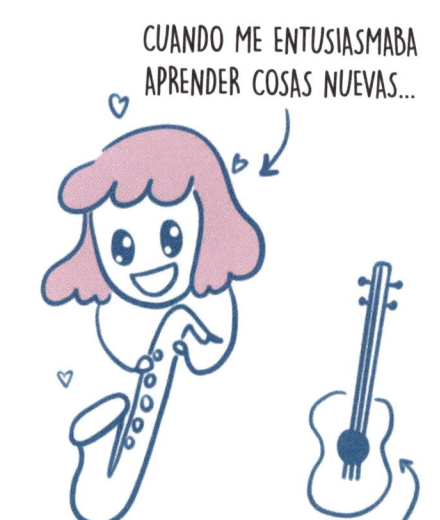

... PERO NO ME GUSTABA TANTO PERSEVERAR

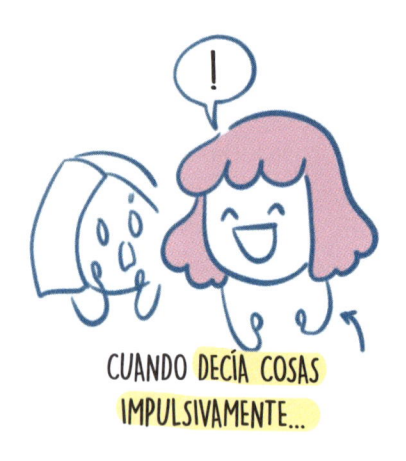

CUANDO DECÍA COSAS IMPULSIVAMENTE...

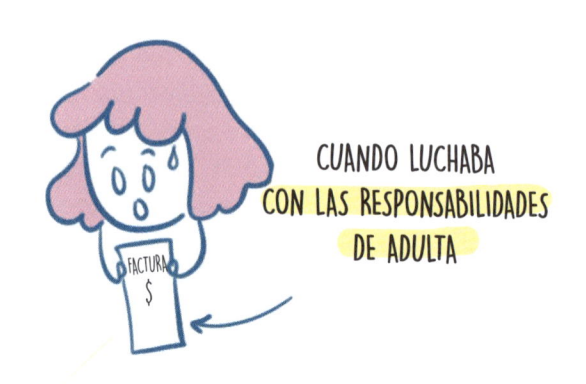

CUANDO LUCHABA CON LAS RESPONSABILIDADES DE ADULTA

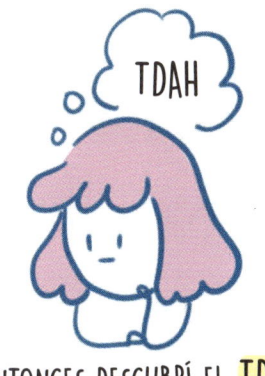

ENTONCES DESCUBRÍ EL **TDAH** Y **EMPECÉ A PREGUNTARME** SI PODRÍA TENERLO...

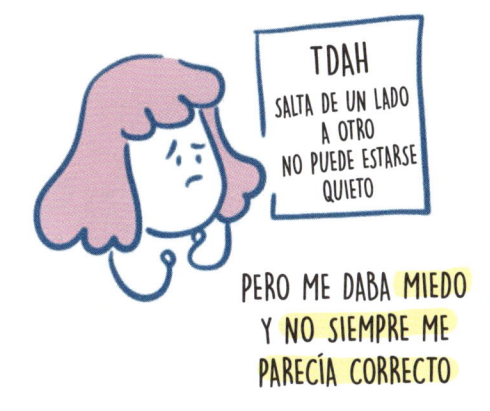

TDAH
SALTA DE UN LADO
A OTRO
NO PUEDE ESTARSE
QUIETO

PERO ME DABA **MIEDO** Y **NO SIEMPRE ME PARECÍA CORRECTO**

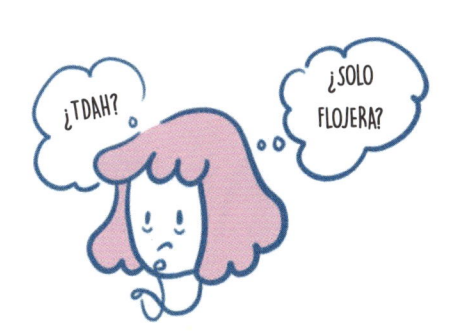

VIVÍ CON **DUDAS DURANTE MESES** ANTES DE DECIDIRME A VER A UN PROFESIONAL...

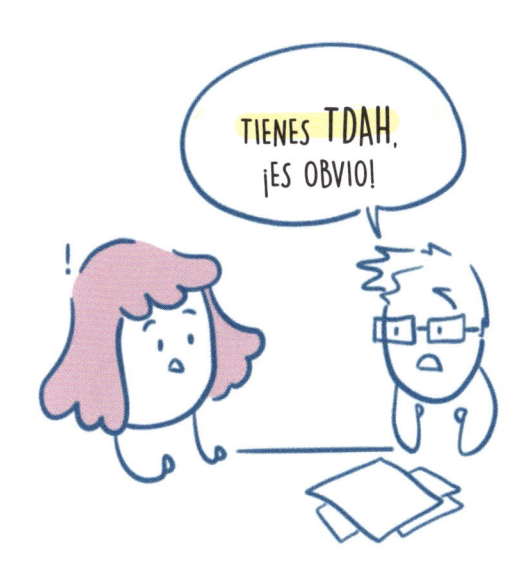

TIENES **TDAH**, ¡ES OBVIO!

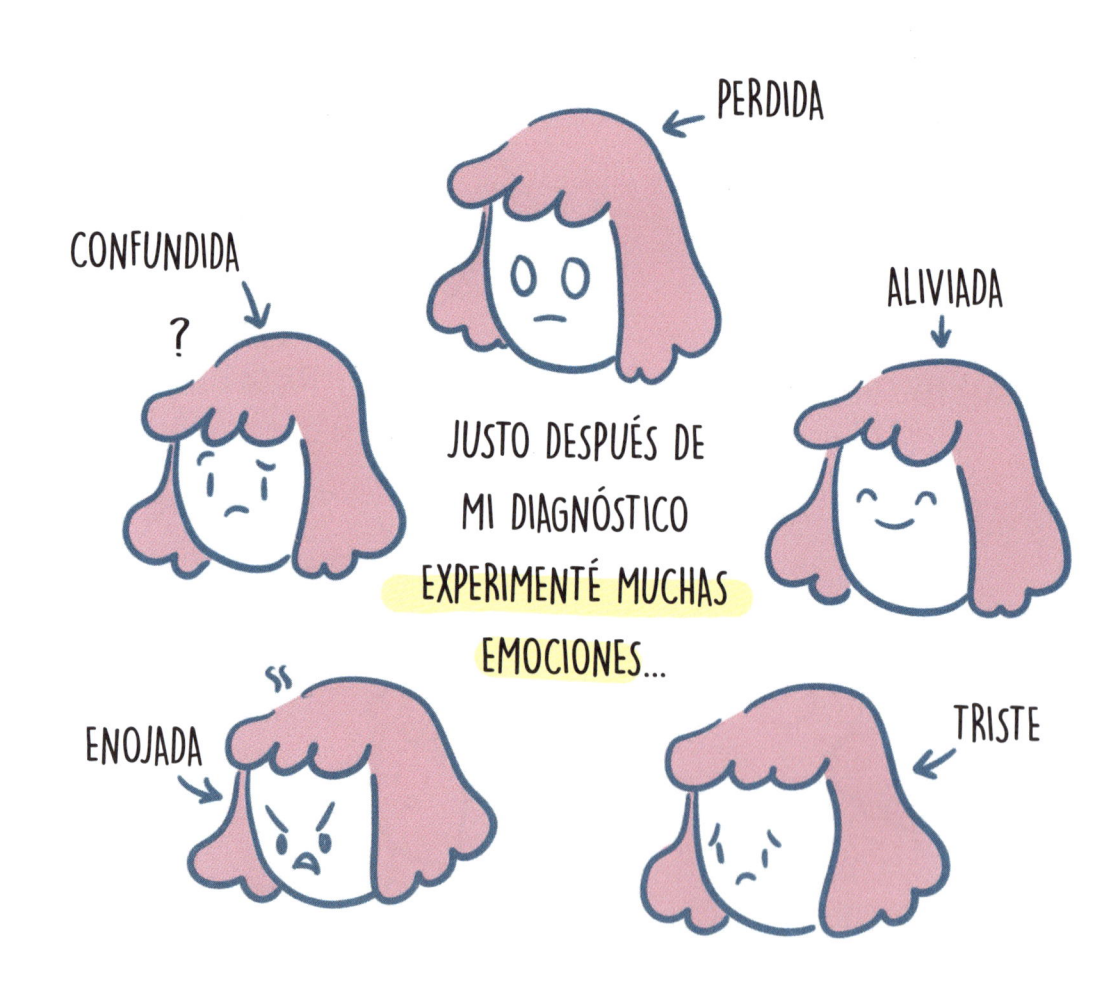

EXPERIMENTÉ MUCHAS EMOCIONES...

Cómo usar este libro

Cuando en 2020 empecé a publicar sobre el TDAH en Instagram, solo quería compartir mi experiencia para iniciar conversaciones. Casi al instante, muchas personas me dijeron que se sentían identificadas con mis dibujos. Dijeron que mis publicaciones les ayudaban a sentirse menos solas con sus peculiaridades y dificultades.

Quiero que este libro te genere la misma sensación. Me gustaría que comprendieras que lo que es normal para otros puede no serlo para ti, y viceversa. Si ya te han diagnosticado la condición o si acabas de empezar tu viaje, espero que la lectura de este libro te ayude a darte cuenta de que no estás mal. Tus sentimientos son válidos y tus dificultades son reales. Solo necesitas entenderte mejor a ti mismo.

Si estás leyendo este libro porque conoces a alguien con TDAH y quieres comprenderlo mejor: ¡felicidades! Eres un buen amigo. Es vital tener gente cercana dispuesta a escuchar y a entender lo que experimentamos. Este libro te ayudará a entender cómo es vivir con TDAH y qué puede ayudarte a controlar tus síntomas.

Este es un libro sobre el TDAH, escrito por alguien con TDAH. Así que siéntete libre de abrirlo y leer una página al azar, empezar por el final, desconectarte y releer el mismo párrafo 10 veces seguidas, o evitar las páginas que no quieras leer.

PARTE I

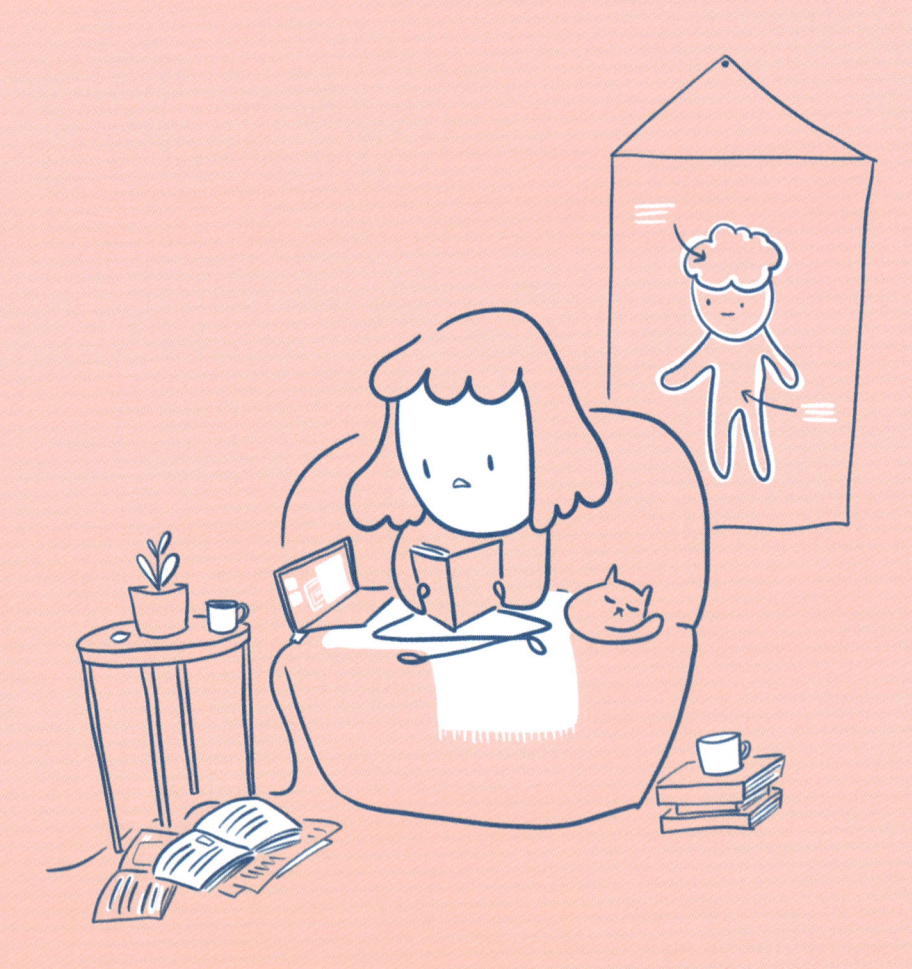

El TDAH es una condición muy incomprendida. Hay muchos conceptos erróneos en torno al TDAH, y merece que lo entendamos mejor, en especial los que vivimos con él. Comprender cómo funciona nuestro cerebro y qué retos suelen plantear estas diferencias es la clave para sentirnos por fin en paz. Cuando sabemos por qué actuamos así, es mucho más fácil encontrar una solución; cuando sabemos que no somos los únicos que actuamos así, es mucho más fácil empezar a ser amables con nosotros mismos.

TDAH
NIVEL BÁSICO

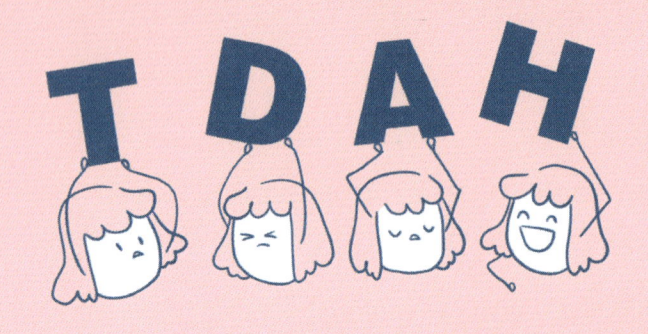

¿QUÉ ES EL TDAH?

CAPÍTULO 1

¿Qué es el TDAH?

Ser diagnosticado con TDAH no significa que sepas al instante lo que es. Todos los días recibo mensajes de personas que me dicen que fueron diagnosticadas en la infancia, pero que no se dieron cuenta del impacto que el TDAH tenía en su vida diaria. Cuando me diagnosticaron a los 29 años, me sentí igual. Me dijeron que tenía TDAH, pero nadie me explicó qué significaba. Veamos qué es realmente el TDAH.

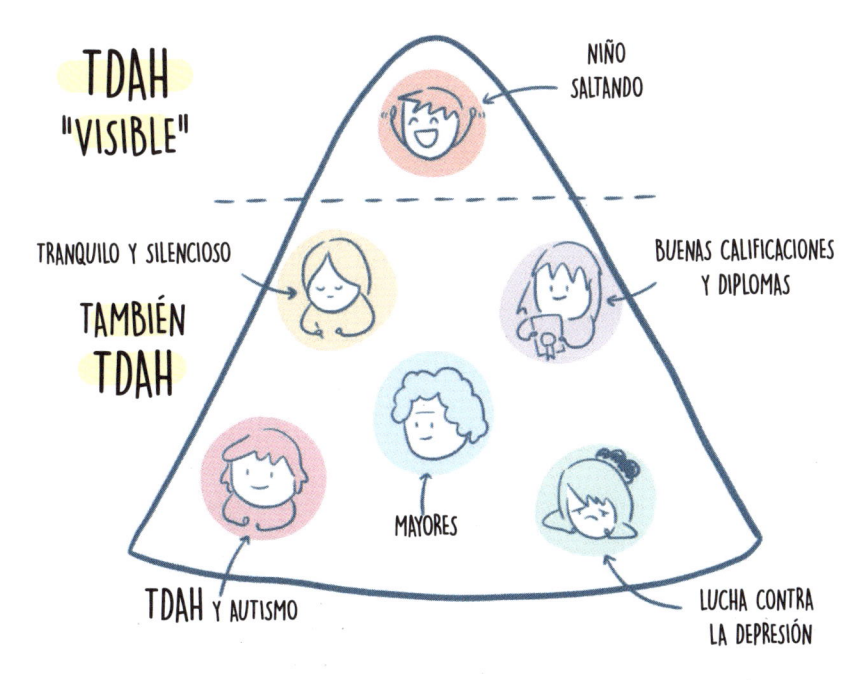

TDAH "VISIBLE"

NIÑO SALTANDO

TRANQUILO Y SILENCIOSO

TAMBIÉN TDAH

BUENAS CALIFICACIONES Y DIPLOMAS

MAYORES

TDAH Y AUTISMO

LUCHA CONTRA LA DEPRESIÓN

EL TDAH ES
UN TRASTORNO DEL NEURODESARROLLO

Un trastorno del neurodesarrollo es una condición que afecta al desarrollo del cerebro y del sistema nervioso.
Como resultado, el cerebro de las personas con TDAH funciona de forma diferente de aquellos sin TDAH. Esto significa también que las personas con TDAH nacen con esta condición y la tendrán toda su vida

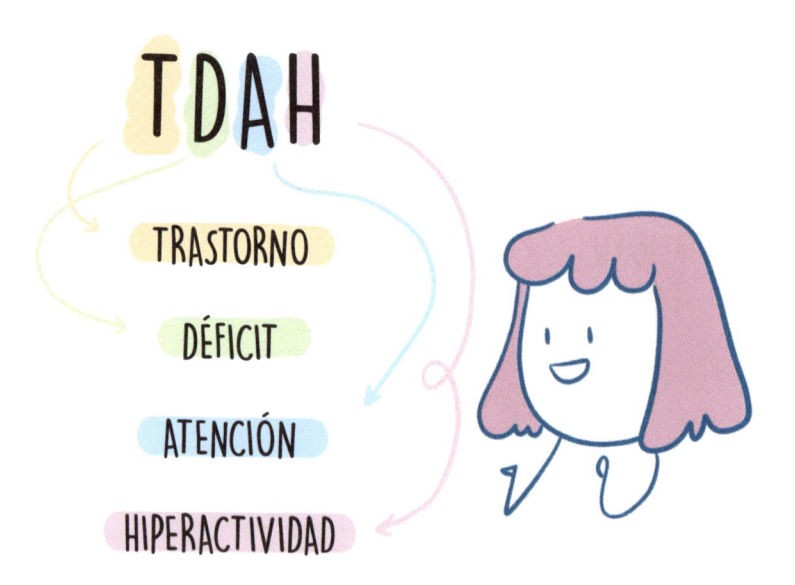

TDAH

TRASTORNO

DÉFICIT

ATENCIÓN

HIPERACTIVIDAD

EL TDAH ESTÁ (PROBABLEMENTE) CAUSADO POR LA GENÉTICA

Los científicos aún no están totalmente seguros de las causas del TDAH, pero cada vez más especialistas creen que podría estar relacionado con la genética. Esto explicaría por qué los expertos creen que la probabilidad de heredar el TDAH es de alrededor de 80%. Si en tu familia hay muchas personas con TDAH, ¡esta podría ser la razón!

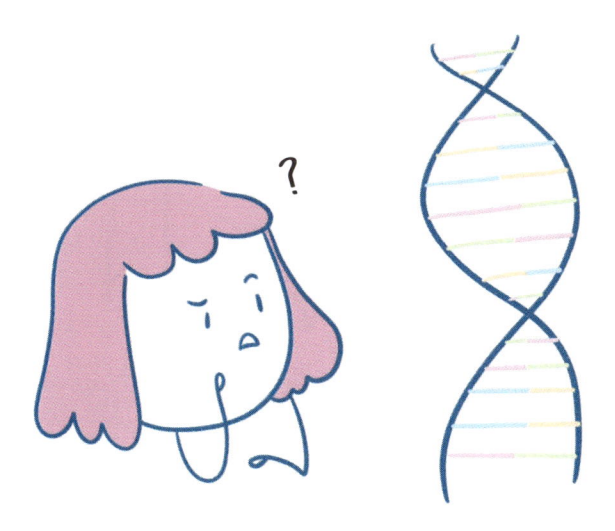

EL TDAH ESTÁ RELACIONADO CON LA DOPAMINA

Muchos creen que el TDAH podría estar relacionado con la dopamina. La dopamina es un neurotransmisor, el principal responsable de las sensaciones de placer y recompensa. Según algunos estudios, las personas con TDAH tienen niveles más bajos de dopamina. Por eso, a veces se utilizan medicamentos estimulantes, que aumentan los niveles de dopamina, para tratar el TDAH.

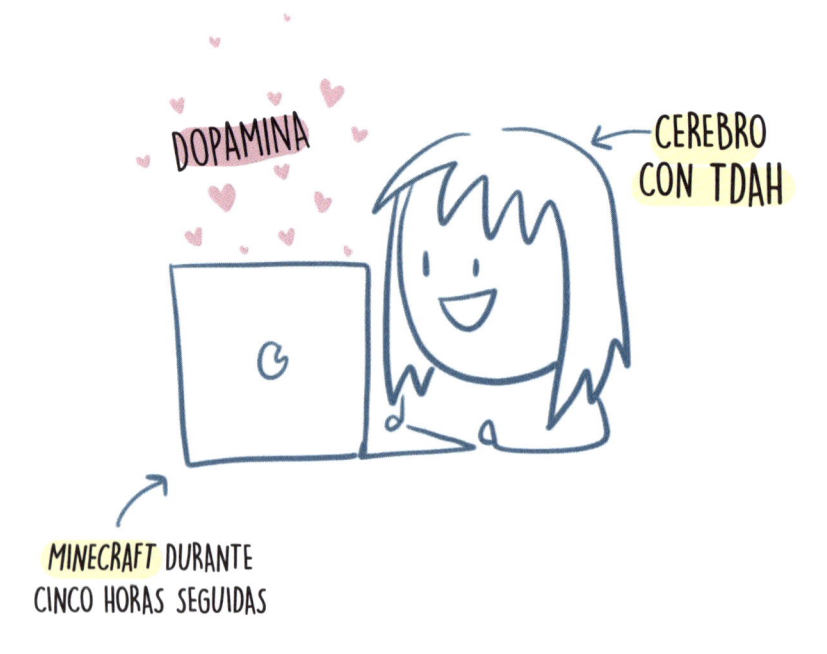

DOPAMINA

CEREBRO CON TDAH

MINECRAFT DURANTE CINCO HORAS SEGUIDAS

TENER TDAH SIGNIFICA TENER UN CEREBRO DIFERENTE

El TDAH es un trastorno del neurodesarrollo, lo que significa que el cerebro de las personas con TDAH se ha desarrollado de manera diferente del cerebro de las personas sin TDAH. Aunque se han realizado muy pocos estudios sobre el cerebro de las personas con TDAH, en un experimento los científicos fueron capaces de identificar a 79.3% de las personas con un diagnóstico de TDAH simplemente observando la estructura de su cerebro.

LOS CEREBROS CON TDAH SON DIFERENTES

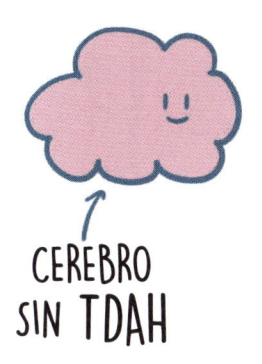

CEREBRO SIN TDAH

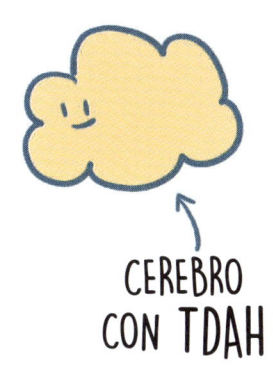

CEREBRO CON TDAH

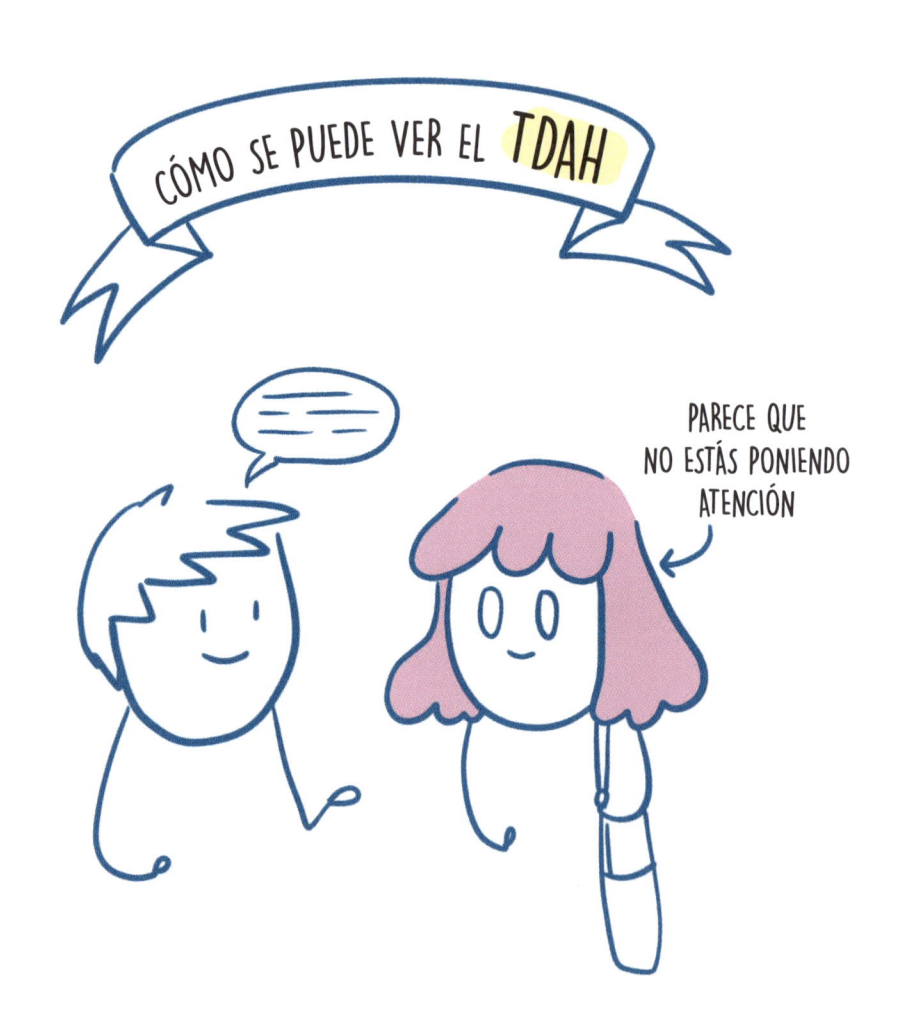

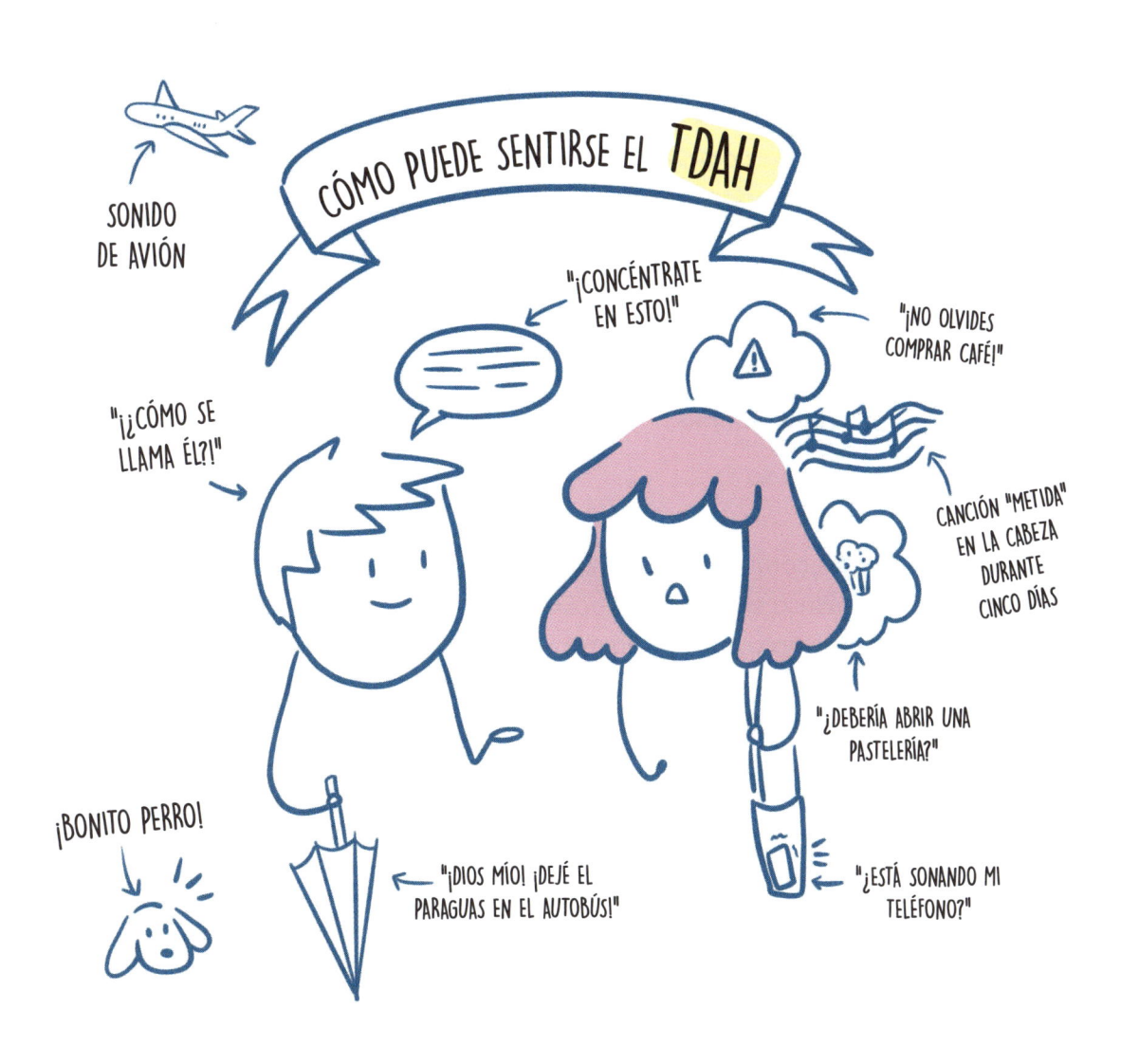

Los tres tipos de TDAH

¿Sabías que las personas diagnosticadas con TDAH a menudo experimentan la condición de forma muy diferente? Esto se debe a que cada persona tiene experiencias subjetivas, pero también a que existen tres tipos de TDAH.

La Asociación Americana de Psiquiatría los ha identificado como:

- predominantemente hiperactivo-impulsivo
- predominantemente inatento
- combinado

Cada tipo tiene un conjunto específico de síntomas que afectan la vida de diversas maneras. Incluso si te diagnostican con un tipo de TDAH en un momento de tu vida (por ejemplo, si te evalúan con el tipo hiperactivo cuando eres niño), es posible que muestres síntomas de otro tipo más adelante. Muchas personas con TDAH aprenden a enmascarar los síntomas de hiperactividad al crecer y les diagnostican TDAH de tipo inatento en la edad adulta.

TDAH DE TIPO HIPERACTIVO

PUEDE TENER PENSAMIENTOS ACELERADOS...

PUEDES HABLAR MUCHO Y RÁPIDO

... INCLUIDOS LOS ANSIOSOS

PUEDES INQUIETARTE Y MOVERTE MUCHO

PUEDES ESTAR SIEMPRE "EN MOVIMIENTO"

Tener este tipo de TDAH significa experimentar principalmente síntomas hiperactivos e impulsivos (verás ejemplos de síntomas en el capítulo siguiente). Esto no significa que no tengas problemas de falta de atención o de olvido, pero son menos pronunciados que en las personas con los tipos inatento o combinado. Las personas con TDAH de tipo hiperactivo pueden ser mentalmente hiperactivas, físicamente hiperactivas o las dos cosas. El tipo predominantemente hiperactivo-impulsivo es menos frecuente en los adultos, pero es el más común en los niños en edad preescolar.

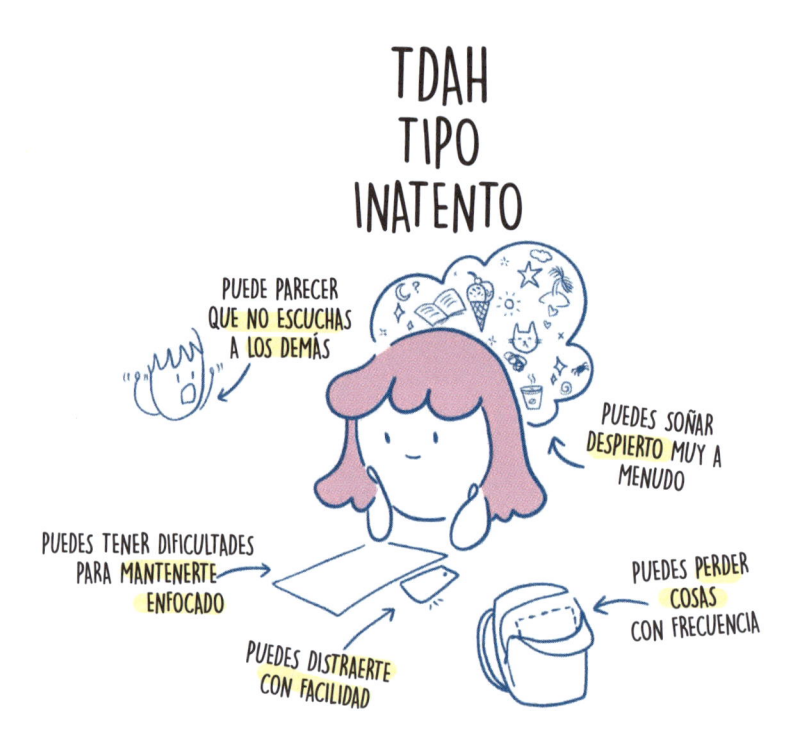

TDAH TIPO INATENTO

PUEDE PARECER QUE NO ESCUCHAS A LOS DEMÁS

PUEDES SOÑAR DESPIERTO MUY A MENUDO

PUEDES TENER DIFICULTADES PARA MANTENERTE ENFOCADO

PUEDES PERDER COSAS CON FRECUENCIA

PUEDES DISTRAERTE CON FACILIDAD

A las personas con TDAH inatento a menudo se les llama "soñadores". En general, lidian con el olvido, la distracción y la falta de atención. Pueden parecer un poco "distraídos" y perdidos en sus pensamientos. Las personas con TDAH de tipo inatento suelen experimentar un nivel menor de hiperactividad física.

TDAH
DE TIPO
COMBINADO

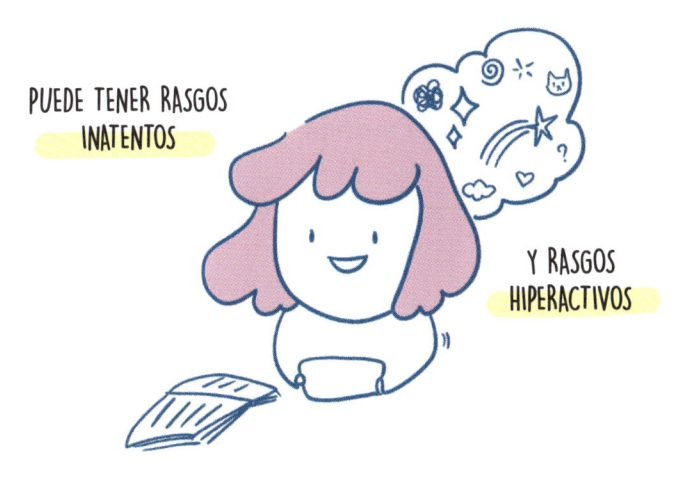

PUEDE TENER RASGOS INATENTOS

Y RASGOS HIPERACTIVOS

Las personas con este tipo de TDAH pueden luchar con la falta de atención y el olvido, pero también con la hiperactividad e impulsividad. La intensidad de sus síntomas puede variar y a veces enmascaran su lado hiperactivo e impulsivo. Muchas personas diagnosticadas con TDAH en la edad adulta son del tipo combinado, con tendencia a experimentar más hiperactividad mental que física.

¿TDAH O TDA?

El término TDA ya no se utiliza en la mayoría de los países y ha sido sustituido por el acrónimo TDAH. TDA se utilizaba para describir a los individuos con TDAH que no mostraban muchos síntomas de hiperactividad en comparación con los demás. La Asociación Americana de Psiquiatría lo sustituyó por el término general de TDAH en 1987.

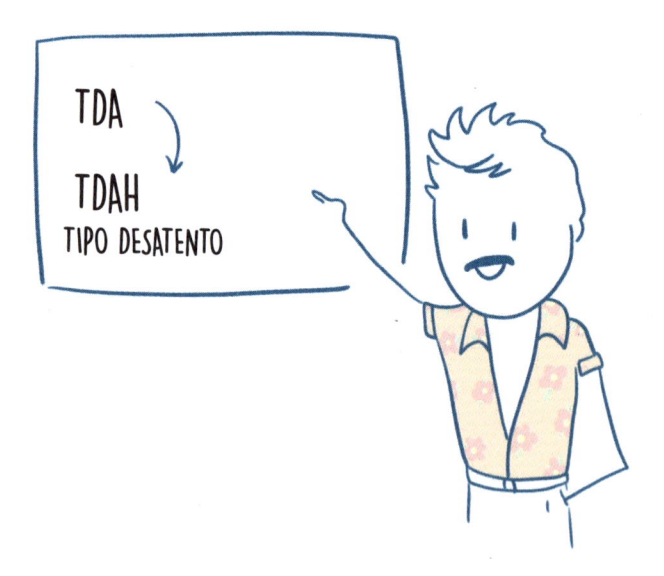

En 1994 se introdujo el concepto de subtipos de TDAH. Si antes de eso te diagnosticaron TDA, es probable que tu diagnóstico se conozca ahora como TDAH de tipo inatento.

¿Qué tan común es el TDAH?

A menudo la gente se sorprende al saber cuántas personas de su entorno tienen TDAH, pero el TDAH no es una condición rara, y ahora es más conocido y se habla más de él. Se calcula que el TDAH en adultos tiene una prevalencia mundial de 2.8%, por lo que es probable que ya conozcas a alguien que lo tenga.

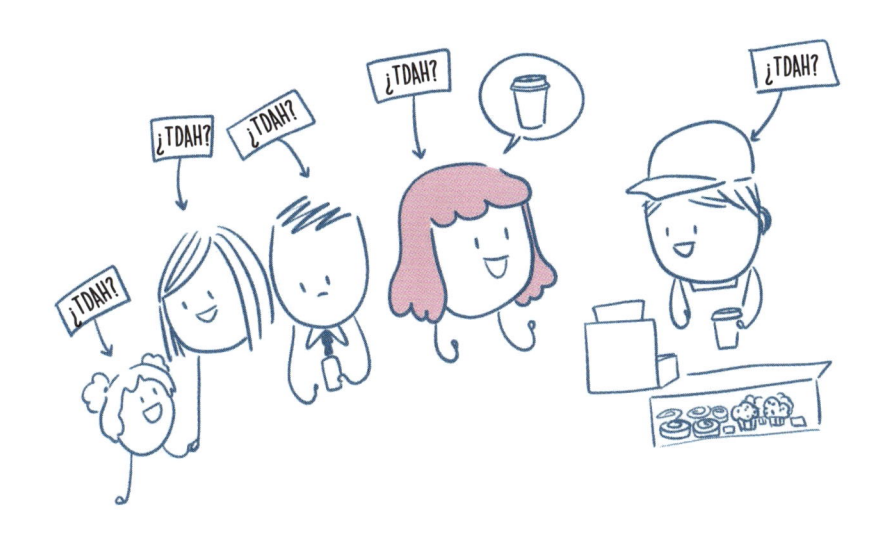

Según algunos estudios, se calcula que el número de personas con TDAH en Estados Unidos asciende a 4.4% de la población adulta, lo que supone cerca de 15 millones de personas con TDAH solo en ese país. Sin embargo, no es una cifra fácil de calcular: hay muchos diagnósticos erróneos, muchos adultos siguen sin estar diagnosticados y algunos países ni siquiera reúnen estos datos.

Conceptos erróneos sobre el TDAH

"EL TDAH ES UN TRASTORNO DE NIÑOS"

TENGO TDAH

Durante mucho tiempo, el TDAH se asoció con frecuencia con la imagen de un niño inquieto, incapaz de estarse quieto y haciendo berrinches. Esta es una visión muy anticuada y estereotipada del TDAH, y dista mucho de la realidad, que es mucho más compleja. El TDAH afecta a todo el mundo de forma diferente, sin importar el sexo o la edad.

¿ESTÁS SEGURA? PORQUE NO ESTÁS ACTUANDO COMO MI SOBRINITO...

"EL TDAH ES FLOJERA"

SE ME DIFICULTA TANTO...

¿Las personas con TDAH luchan con la procrastinación y tienen dificultades para iniciar tareas? Sí. ¿Son flojos? Desde luego que no. La mayoría de las personas con TDAH tienen que esforzarse más que las personas sin TDAH para realizar las mismas tareas. Es perjudicial percibir el TDAH como pereza, ya que las personas no diagnosticadas suelen sentir una tremenda vergüenza y pensar que son "simplemente flojas". La realidad es mucho más compleja que eso.

¿QUIZÁS DEBERÍAS ESFORZARTE MÁS?

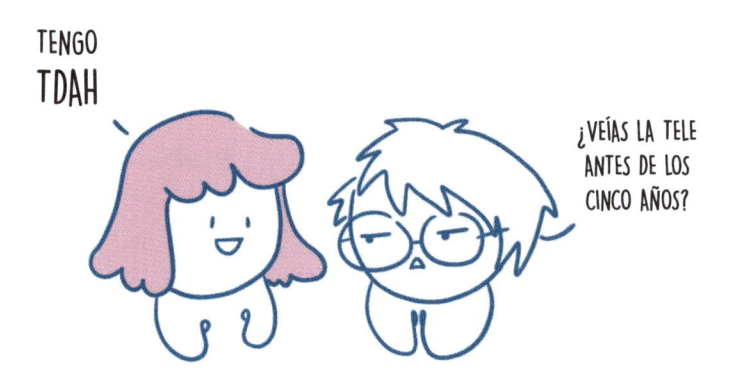

"EL TDAH ES EL RESULTADO DE UNA MALA CRIANZA"

Demasiada azúcar, demasiada televisión, demasiados juguetes…
Muchas personas te dirán que creen que el TDAH es el resultado de una
mala crianza. Aunque todavía no se conocen bien las causas del TDAH,
sabemos que es algo con lo que naces, y no algo que se desarrolle por
la forma en que fuiste educado.

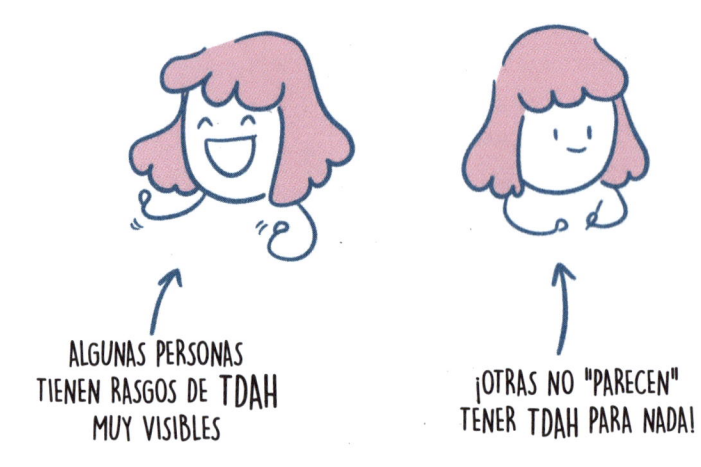

ALGUNAS PERSONAS
TIENEN RASGOS DE TDAH
MUY VISIBLES

¡OTRAS NO "PARECEN"
TENER TDAH PARA NADA!

"EL TDAH SALTA A LA VISTA"

Este concepto erróneo es una de las razones por las que muchas personas no están diagnosticadas. El TDAH no siempre es perceptible (¡aunque puede serlo!) y la mayoría de las veces no se puede saber con seguridad si alguien tiene TDAH o no. Esto se debe a que todas las personas con TDAH son diferentes y actúan y reaccionan a su manera. También por eso el TDAH no siempre es fácil de diagnosticar, como veremos en el próximo capítulo.

En lo que respecta al TDAH, aún quedan muchos factores por descubrir. A pesar de que se ha investigado a fondo y de que contamos con excelentes especialistas que hablan del tema, el TDAH sigue siendo muy malinterpretado. Espero que este capítulo te haya ayudado a comprender mejor el TDAH, y que no te haya resultado demasiado abrumador. En el próximo capítulo, descubriremos todo lo que necesitas saber sobre el diagnóstico del TDAH. Y recuerda:

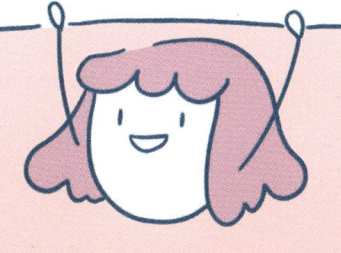

EL TDAH ES UNO DE LOS TRASTORNOS DEL DESARROLLO MÁS COMUNES ENTRE LOS NIÑOS.

LOS CEREBROS CON TDAH FUNCIONAN DE FORMA DIFERENTE A LOS CEREBROS SIN TDAH.

DOS PERSONAS CON TDAH PUEDEN TENER EXPERIENCIAS DIFERENTES.

AÚN EXISTEN MUCHOS CONCEPTOS ERRÓNEOS SOBRE EL TDAH.

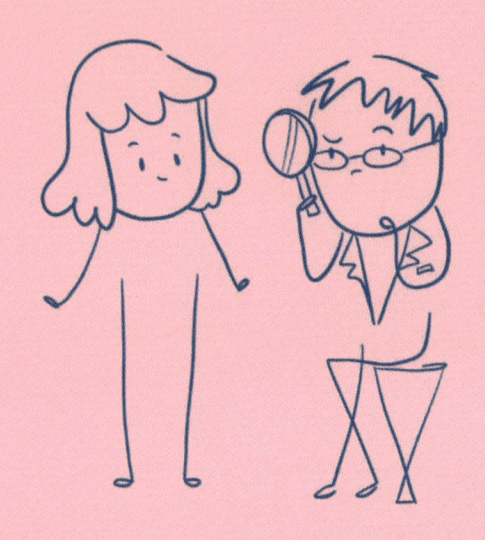

EL DIAGNÓSTICO DEL TDAH

CAPÍTULO 2

¿Quién puede diagnosticar el TDAH?

El TDAH solo puede ser diagnosticado oficialmente por un profesional de la salud. En la mayoría de los países, los psiquiatras son los profesionales reconocidos que realizan las evaluaciones oficiales.

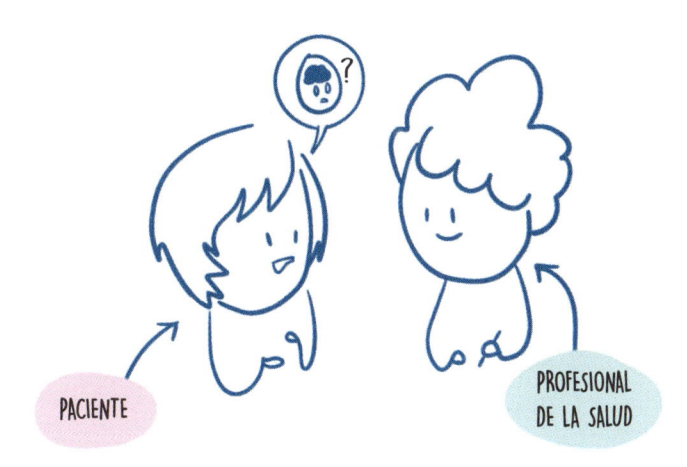

EL PACIENTE EXPLICA SU EXPERIENCIA
AL PROFESIONAL DE LA SALUD

La evaluación del TDAH

El TDAH se diagnostica mediante una evaluación clínica, en la que un profesional de la salud observa tus síntomas. Algunos países y profesionales ofrecen escaneos cerebrales u otras pruebas, pero esto no sucede en todas partes. Es probable que para la evaluación se usen varios cuestionarios y listas oficiales de síntomas, como los que aparecen en la última edición del Manual Diagnóstico y Estadístico de los Trastornos Mentales (o DSM-5).

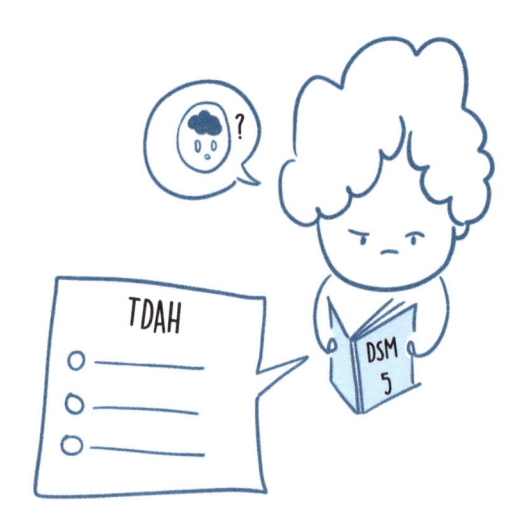

Para diagnosticarte, el profesional deberá ver que presentas la mayoría de los síntomas, que estos tienen un impacto negativo en tu vida y que los has experimentado durante más de unos meses.

Síntomas del TDAH

En la mayoría de los países, es necesario experimentar al menos cinco síntomas de falta de atención y cinco síntomas de hiperactividad para ser diagnosticado con TDAH. Para estar seguro de que no se trata de otra condición, los síntomas deben durar más de seis meses. Y tienen que impactar al menos en dos áreas de tu vida, por ejemplo, el trabajo y las relaciones.

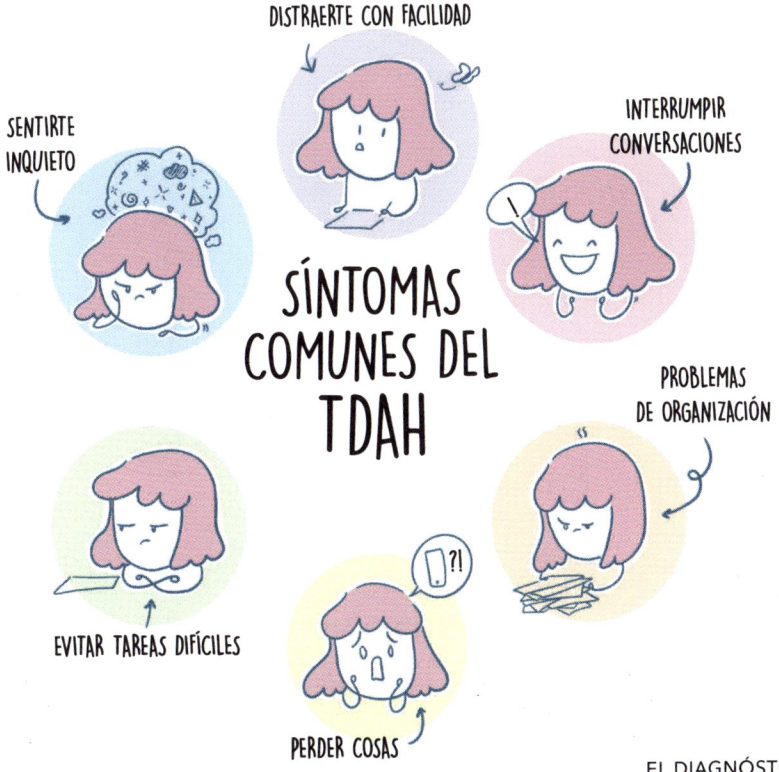

DISTRAERTE CON FACILIDAD

SENTIRTE INQUIETO

INTERRUMPIR CONVERSACIONES

SÍNTOMAS COMUNES DEL TDAH

PROBLEMAS DE ORGANIZACIÓN

EVITAR TAREAS DIFÍCILES

PERDER COSAS

SÍNTOMAS DE FALTA DE ATENCIÓN

Experimentar olvidos y distracciones, como perder el teléfono, las llaves y la cartera todo el tiempo, o interrumpir cuando alguien te está hablando, son una parte importante de los síntomas de falta de atención. Pero recuerda que muchas personas con TDAH desarrollan estrategias para ocultar o compensar estos rasgos. Por eso, por ejemplo, quizá nunca pierdas tus pertenencias, pero tal vez constantemente estás comprobando que todavía las tienes porque temes perderlas.

Estos son algunos síntomas de falta de atención:
- Distraerte con facilidad
- Dificultades de organización
- Dificultad para centrar tu atención
- Cometer errores frecuentes
- Dificultad para seguir instrucciones

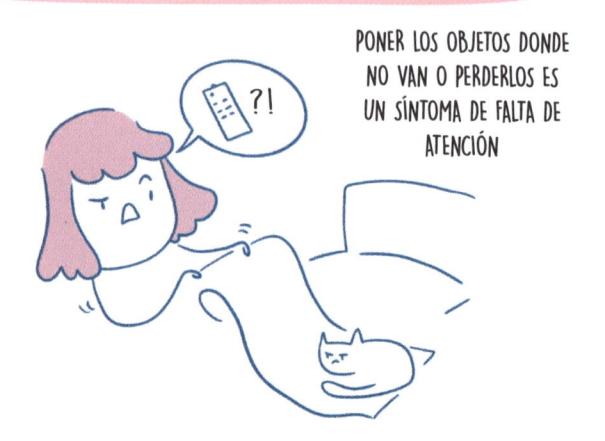

PONER LOS OBJETOS DONDE NO VAN O PERDERLOS ES UN SÍNTOMA DE FALTA DE ATENCIÓN

SÍNTOMAS HIPERACTIVOS-IMPULSIVOS

La hiperactividad del TDAH va mucho más allá de tener problemas para permanecer sentado durante largos periodos. La hiperactividad mental, por ejemplo, puede hacer que se te dificulte conciliar el sueño por la noche debido a los pensamientos acelerados. Es posible que interrumpas a la gente durante las conversaciones, que tiendas a comprar por impulso o incluso que te muestres inquieto. Todas estas cosas pueden ser síntomas de hiperactividad e impulsividad.

Estos son algunos síntomas de hiperactividad:
- Moverte con inquietud
- Sentirte inquieto
- Dificultad para relajarte
- Hablar mucho y muy rápido
- Interrumpir a los demás durante las conversaciones

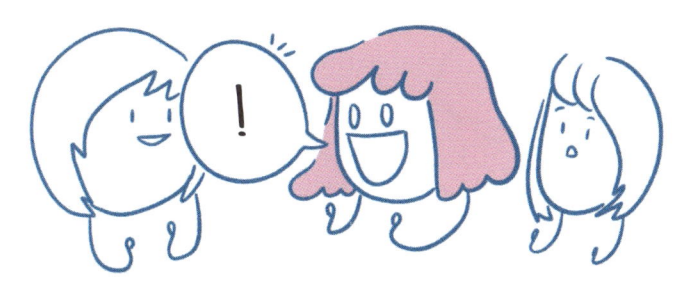

INTERRUMPIR A LA GENTE DURANTE LAS CONVERSACIONES ES UN SÍNTOMA DE IMPULSIVIDAD

SÍNTOMAS NO OFICIALES

Muchas personas con TDAH experimentan rasgos que no figuran en la lista oficial de síntomas. Aunque no formen parte de los criterios oficiales del TDAH, con frecuencia forman parte de la experiencia de este trastorno. Puede tratarse de problemas de percepción del tiempo, dificultad para manejar las emociones, sentimientos de rechazo muy fuertes, capacidad para concentrarse intensamente en cosas específicas o sensibilidad extrema a los estímulos sensoriales.

Estos son algunos síntomas no oficiales:
- Dificultad para conciliar el sueño
- Tener problemas sensoriales, como sensibilidad al ruido, a las texturas o a los alimentos
- Ser muy sensible al rechazo o a las críticas
- Problemas con la consciencia del tiempo
- Hiperconcentración en cosas interesantes

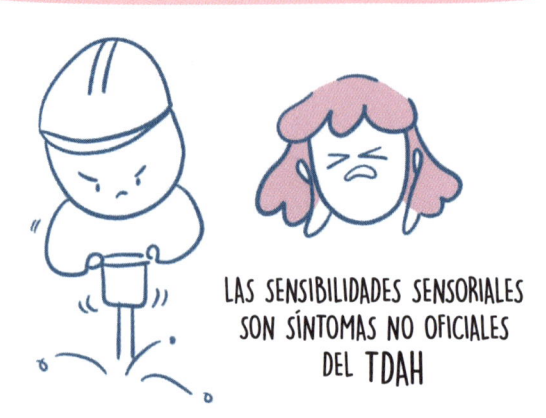

LAS SENSIBILIDADES SENSORIALES SON SÍNTOMAS NO OFICIALES DEL TDAH

CÓMO EL
TDAH
PUEDE AFECTAR
A LAS EMOCIONES

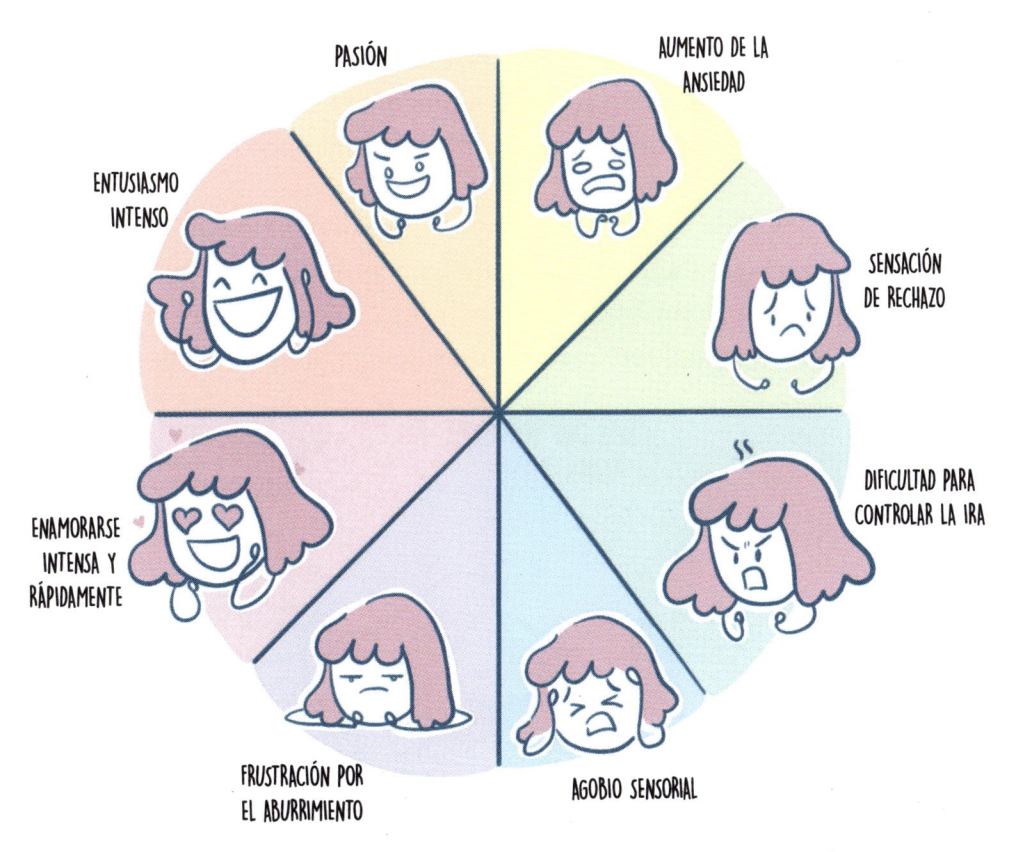

PASIÓN

AUMENTO DE LA ANSIEDAD

ENTUSIASMO INTENSO

SENSACIÓN DE RECHAZO

ENAMORARSE INTENSA Y RÁPIDAMENTE

DIFICULTAD PARA CONTROLAR LA IRA

FRUSTRACIÓN POR EL ABURRIMIENTO

AGOBIO SENSORIAL

¿Por qué a tantas personas se les diagnostica TDAH en etapas más avanzadas de la vida?

Cada vez son más los adultos a quienes se les diagnostica TDAH a una edad más avanzada. Esto se debe a que ahora sabemos que este trastorno puede presentarse de forma más sutil de lo que se creía.

En los últimos años, muchas personas con TDAH han decidido hablar abiertamente de su diagnóstico, lo que ha contribuido a eliminar parte del estigma que ha rodeado a esta condición. Pero aún hay muchos factores que impiden que los adultos sean diagnosticados.

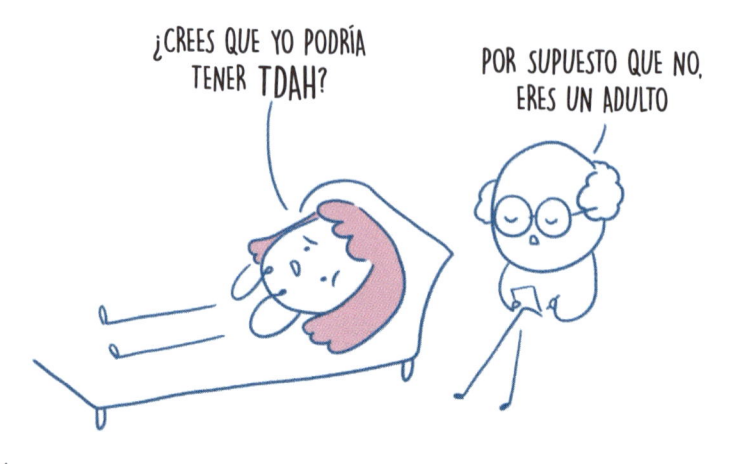

COSTO DEL DIAGNÓSTICO

En muchos países, una evaluación del TDAH realizada por un profesional puede costar mucho dinero. Si a esto le sumamos que las personas con TDAH suelen tener problemas con el empleo y con el manejo del dinero, está claro que el costo del diagnóstico puede ser una de las razones por las que algunos adultos siguen viviendo hoy en día con un TDAH sin diagnosticar.

LARGA LISTA DE ESPERA

Aunque vivas en un país con salud pública gratuita, la demanda de evaluación suele ser tan alta que las listas de espera son increíblemente largas. Es habitual oír a personas de estos países decir que están en una lista de espera de dos años para ser evaluadas.

MIEDO A SER DESPEDIDO

Muchos adultos no están preparados para iniciar su viaje hacia ser diagnosticados con TDAH, porque temen ser despedidos de su trabajo si hablan de su situación con un profesional de la salud.
Por desgracia, a veces sucede. Si un profesional de la salud te dice que no tienes TDAH, pero no se tomó el tiempo necesario para evaluarlo adecuadamente, te recomiendo buscar una segunda opinión.

Trastornos relacionados

Como los síntomas del TDAH a veces son similares a los de otros trastornos, para las personas con TDAH puede resultar difícil obtener el diagnóstico de otra afección, como la ansiedad o la depresión. Por ejemplo, tener problemas de concentración puede ser también un síntoma de depresión, y el comportamiento impulsivo puede ser también una característica del trastorno límite de la personalidad (TLP). Si tu diagnóstico no te parece correcto, pide una segunda opinión o habla con tus amigos y familiares sobre cómo te sientes.

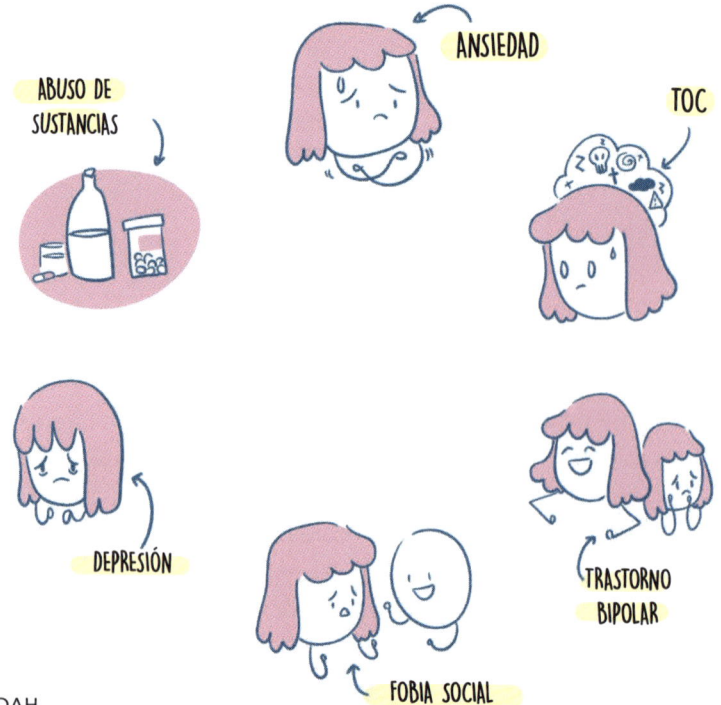

ABUSO DE SUSTANCIAS

ANSIEDAD

TOC

DEPRESIÓN

FOBIA SOCIAL

TRASTORNO BIPOLAR

Obtener un diagnóstico de TDAH no siempre es fácil. Esto se debe en parte a que el TDAH es complejo y puede afectar a las personas de forma diferente, pero también a que otros trastornos mentales pueden ocultar los síntomas del TDAH. Aunque ha aumentado el conocimiento sobre el TDAH, muchas personas, incluidos algunos profesionales de la salud mental, siguen teniendo una visión muy estereotipada del mismo. Espero que las cosas cambien en los próximos años, para que todas las personas que se preguntan si tienen TDAH puedan obtener con rapidez las respuestas que merecen. En el próximo capítulo, veremos qué hacer con estas respuestas cuando por fin las recibas.

Y recuerda:

EL DIAGNÓSTICO DE TDAH DEBE PROVENIR DE UN PROFESIONAL DE LA SALUD.

A VECES, EL TDAH PUEDE DIAGNOSTICARSE ERRÓNEAMENTE O PASARSE POR ALTO, SOBRE TODO SI NO ENCAJAS EN EL ESTEREOTIPO.

LOS SÍNTOMAS DEL TDAH PUEDEN VARIAR DE UNA PERSONA A OTRA.

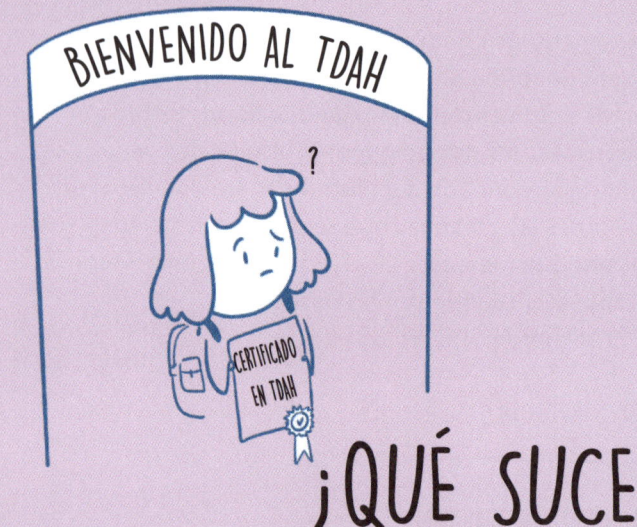

¿QUÉ SUCEDE DESPUÉS DE UN DIAGNÓSTICO DE TDAH?

CAPÍTULO 3

Manejar las emociones tras un diagnóstico de TDAH

Es normal experimentar muchas emociones diferentes tras un diagnóstico de TDAH. Es un gran paso y muchas personas necesitan tiempo para adaptarse emocionalmente. Cuando me diagnosticaron TDAH a los 29 años, sentí un alivio instantáneo. Por fin tenía una respuesta a la pregunta que siempre me había hecho: "¿Qué me pasa?". La respuesta fue que no pasaba nada.
Solo que yo era diferente.

Pero esta agradable sensación de alivio pronto fue sustituida por otras emociones, como tristeza, enojo y confusión. Recuerdo que los meses que siguieron a mi diagnóstico fueron complicados y experimenté muchas emociones intensas y contradictorias, para las que no estaba preparada.

"MUCHAS PERSONAS DUDAN DE SU DIAGNÓSTICO DE TDAH CUANDO POR FIN LO RECIBEN. SI TÚ TAMBIÉN LO HACES, NO ESTÁS SOLO."

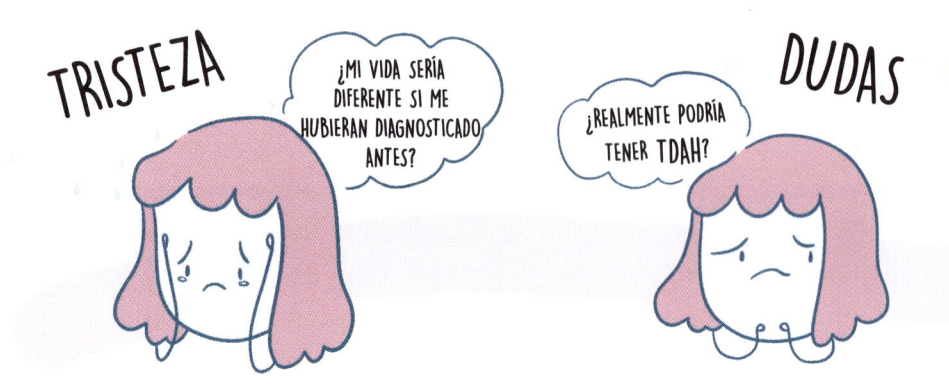

Es normal sentirse triste tras recibir el diagnóstico de TDAH. Yo me sentí muy desanimada durante algunas semanas después de recibir el mío. Según sea tu edad, puedes sentir que has perdido parte de tu vida. Podrías pensar que habrías hecho las cosas de otra manera si lo hubieras sabido. Quizá reflexiones y veas cómo tu TDAH no diagnosticado ha impactado en tu carrera, tu vida amorosa y tu autoestima. No pasa nada por sentir que estás de duelo. Tómate tu tiempo y pide ayuda si es demasiado para afrontarlo solo.

Muchas personas buscan una evaluación del TDAH porque están confundidas o inseguras sobre sus síntomas. Por desgracia, incluso después de recibir un diagnóstico formal de TDAH, algunos dudan de que este sea correcto; pueden sentirse como impostores o con dificultad para aceptar que tienen TDAH. Yo me sentí así durante semanas después de mi diagnóstico.

Si tienes sentimientos similares, es una buena idea hablar con alguien al respecto. Y recuerda que puedes pedir una segunda opinión si sientes que algo "no está bien" con tu diagnóstico.

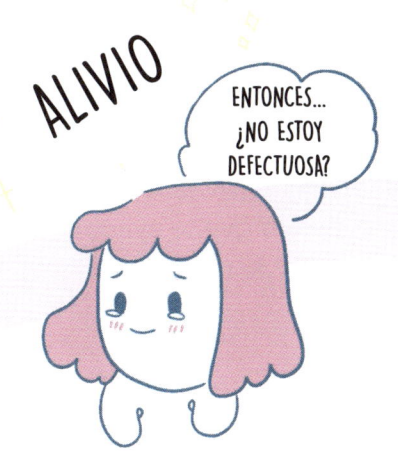

ALIVIO

ENTONCES... ¿NO ESTOY DEFECTUOSA?

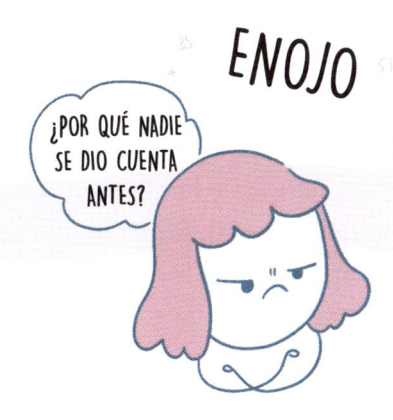

ENOJO

¿POR QUÉ NADIE SE DIO CUENTA ANTES?

Algunas personas sienten que se quitan un peso de encima cuando les diagnostican TDAH. Así me sentí yo cuando mi psiquiatra me comunicó el resultado de mi evaluación. Salí de la consulta con una gran sonrisa. Cuando te pasas años pensando "¿qué me pasa?" sin encontrar ninguna respuesta, tener una etiqueta que ponerle a tus dificultades puede ser un alivio. Si estás experimentando esto, disfrútalo y acepta la tranquilidad que te da esta nueva información.

Si te invade la ira y el enojo tras recibir el diagnóstico de TDAH, no estás solo. Las reacciones emocionales pueden ser extremas, sobre todo si sucede en una etapa posterior de la vida. Yo me sentí así. Tal vez te preguntes por qué nadie se dio cuenta de que podías tener una condición que requería ayuda. Quizá te enfades si has tenido que esperar mucho tiempo para que te evalúen, pensando que has perdido meses o años preciosos. Esta reacción emocional es normal, y debes intentar aceptar los sentimientos de enojo conforme vayan surgiendo, porque están justificados.

Hablar de tu diagnóstico

Si te acaban de diagnosticar TDAH, es normal que quieras hablar de ello con tus amigos y familiares. Pero también es probable que quieras guardártelo para ti. Aquí tienes algunos consejos que te ayudarán a compartir la información con las personas de tu entorno:

TENGO ALGO QUE DECIRTE...

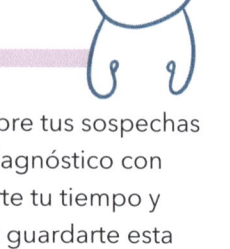

TÓMATE TU TIEMPO

Está bien que sientas el impulso de hablar sobre tus sospechas de TDAH o de compartir tu viaje hacia el diagnóstico con personas cercanas, pero no olvides tomarte tu tiempo y respetar tu camino. O bien, tal vez prefieras guardarte esta nueva información solo para ti durante un tiempo. Si sientes que tu diagnóstico de TDAH es algo muy privado, sé discreto al respecto.

- Escribir un diario puede ayudarte a procesar las emociones sobre el diagnóstico antes de empezar a hablar al respecto.
- Compartir tus preocupaciones con un profesional de la salud te ayudará a prepararte antes de hablar con tus amigos y familiares.

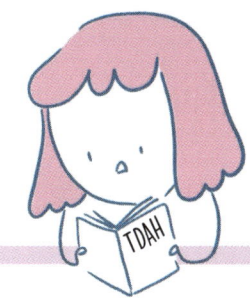

APRENDER MUCHO

El TDAH es una condición compleja. Cuanto más aprendas sobre él, mejor podrás explicarles los detalles a los demás.

Cuando te den el diagnóstico, tal vez el profesional de salud que realice la evaluación no te brinde mucha información sobre el TDAH. Yo no recibí muchas explicaciones cuando me diagnosticaron. Pero aprender sobre el TDAH después de tu diagnóstico te permitirá hacer algo muy importante: entenderte a ti mismo.

- Unirte a un foro en línea sobre el TDAH te ayuda a compartir tu experiencia con otras personas y a comprender cómo algunos de tus comportamientos están relacionados con el TDAH.

- Leer libros (¡como este!) o escuchar un pódcast también son formas maravillosas de instruirte sobre las complejidades de tu cerebro.

- Aprender sobre el TDAH te ayudará a explicarles mejor tus síntomas a tus amigos y familiares. También podría darte algunas ideas sobre cómo pueden apoyarte.

CÓMO RESPONDER A LA NEGATIVIDAD

A veces te enfrentarás a reacciones negativas si hablas de tu diagnóstico de TDAH. Es una lástima, pero algunas personas necesitarán un poco más de tiempo para escucharte. También puede ser una excelente oportunidad para cambiar algunas ideas erróneas sobre la realidad del TDAH, pero recuerda que algunas personas quizá no sean capaces o no estén dispuestas a entender lo que experimentas.

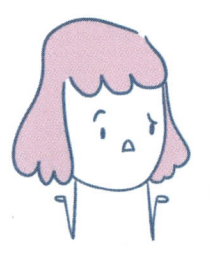

- Las personas mayores pueden tener problemas para entender el TDAH. Quizá pertenecen a una generación en la que no era fácil hablar de salud mental. Así que, antes de hablar de tu condición con tu abuela u otros familiares, prepárate para enfrentarte a comentarios sorprendentes (créeme, ¡yo he pasado por eso!).
- Si te enfrentas a reacciones adversas cuando decides hablar de tu diagnóstico, debes saber que no tienes que luchar por tu causa si no quieres. Cuando la gente habla abiertamente de su diagnóstico, es una forma excelente de concientizar sobre el TDAH. Pero si no te sientes capaz de hacerlo, tampoco pasa nada. No tienes por qué gastar energía intentando hacer cambiar de opinión a alguien que no está abierto a ello.

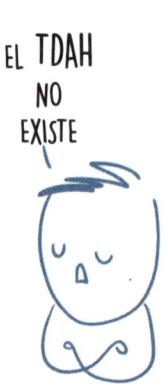

EL TDAH NO EXISTE

Encontrar apoyo

Recibir un diagnóstico es solo el principio de tu viaje. Ahora que tienes esta nueva información sobre ti, es momento de encontrar soluciones y adaptaciones que te hagan la vida más fácil.

LA TERAPIA COGNITIVO-CONDUCTUAL Y LA MEDICACIÓN PUEDEN AYUDARTE A CONTROLAR LOS SÍNTOMAS DEL TDAH

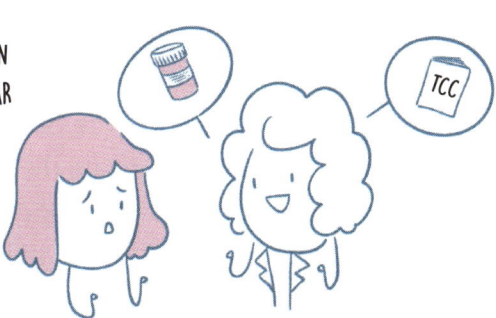

ENCONTRAR EL ENFOQUE TERAPÉUTICO ADECUADO

El TDAH no tiene cura. Pero hay muchas cosas que puedes intentar hacer para limitar el impacto negativo de los síntomas del TDAH en tu vida. Los enfoques terapéuticos, como la terapia cognitivo-conductual (TCC), te ayudan a reducir la impulsividad y mejorar la estabilidad emocional. La medicación también es una solución interesante que vale la pena probar. Habla con tu profesional de salud mental para encontrar el camino terapéutico adecuado para ti.

¿TOMAS MEDICACIÓN PARA EL TDAH?

La decisión de tomar o no medicación para el TDAH es profundamente personal. A algunas personas les resulta difícil tolerar los efectos secundarios (como pérdida de apetito, dificultad para dormir, dolores de cabeza), mientras que a otras la medicación les parecerá sumamente beneficiosa. Sea cual sea el camino que elijas, recuerda que esta decisión es tuya por completo. Conozco a personas que sienten que no necesitan medicación en absoluto y a otras que prosperan bajo tratamiento con medicación. Todos deberíamos respetar las decisiones de los demás.

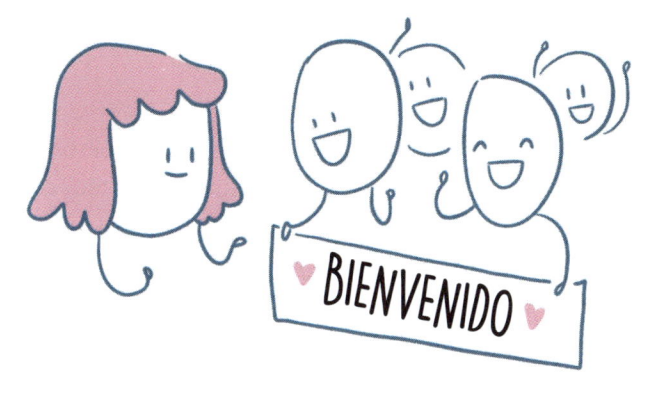

ENCONTRAR UNA COMUNIDAD DE PERSONAS
CON TDAH TE AYUDARÁ A SENTIRTE MENOS SOLO

ÚNETE A LAS COMUNIDADES

Si te acaban de diagnosticar TDAH, hay comunidades en línea a las que puedes unirte y que te ofrecen apoyo si te da miedo hablar de tu condición con amigos y familiares. También podrías descubrir nuevas ideas que te ayuden a resolver algunos de tus retos diarios. Sobre todo, verás que, aunque todas las personas con TDAH son diferentes, puedes identificarte con muchas de sus luchas y experiencias. Con el tiempo, ¡incluso harás nuevos amigos!

SOLICITAR APOYO

Tanto si estudias como si trabajas, es probable que el TDAH afecte tu vida diaria y tu productividad. Si tienes dificultades, no temas pedir adaptaciones o ajustes.

No tienen por qué ser complicados para sentirte más apoyado y productivo. Aquí tienes algunas ideas de ajustes que pueden ayudarte.

CONTAR CON EL APOYO DE UN EQUIPO AMABLE

Reúnete regularmente con un compañero de trabajo para aumentar el rendimiento.

Usa emojis en los mensajes para transmitir mejor tus emociones y evitar malentendidos.

Realiza controles periódicos para medir el impacto de las adaptaciones.

TRABAJA EN UN ENTORNO ADAPTADO

Usa un escritorio de pie.

Trabaja en una habitación tranquila.

Usa un pizarrón para trabajar con técnicas de visualización.

COMUNICA CON EFICACIA

Graba las reuniones, en lugar de tomar notas.

Asigna tiempo a concentrarte sin interrupciones (correo electrónico, mensajes, etc.).

Ten instrucciones escritas, en lugar de verbales.

Recibir un diagnóstico oficial de TDAH es el final de tu viaje de diagnóstico (que puede ser bastante largo). Pero también es el comienzo de una nueva jornada. Ya sea un comienzo fácil o difícil, esta nueva información te ayudará más adelante a comprenderte mejor y a defender tus necesidades. En el próximo capítulo, descubrirás palabras y expresiones que te ayudarán a describir y compartir tus experiencias. Y recuerda:

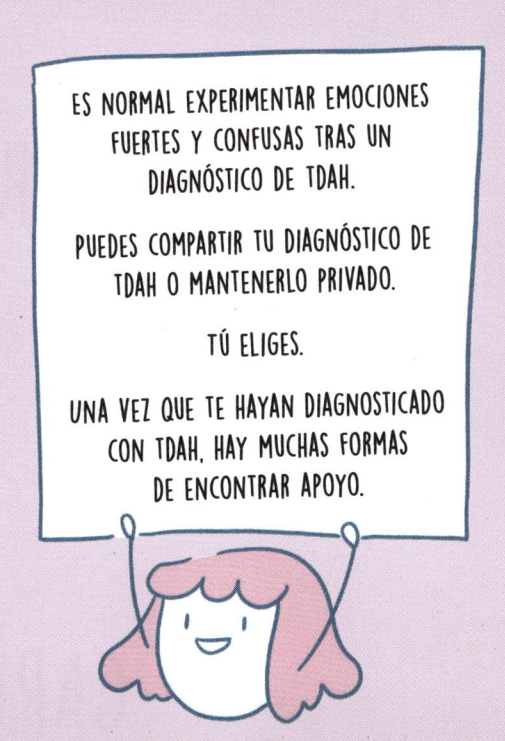

ES NORMAL EXPERIMENTAR EMOCIONES FUERTES Y CONFUSAS TRAS UN DIAGNÓSTICO DE TDAH.

PUEDES COMPARTIR TU DIAGNÓSTICO DE TDAH O MANTENERLO PRIVADO.

TÚ ELIGES.

UNA VEZ QUE TE HAYAN DIAGNOSTICADO CON TDAH, HAY MUCHAS FORMAS DE ENCONTRAR APOYO.

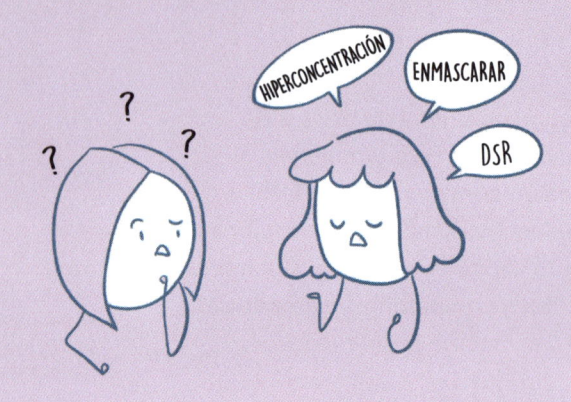

GLOSARIO TDAH

CAPÍTULO 4

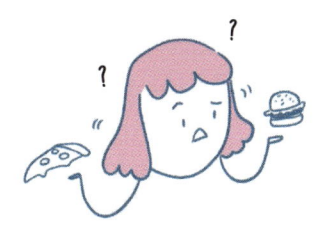

PARÁLISIS POR ANÁLISIS

El TDAH suele afectar la capacidad de tomar decisiones con rapidez. Esto se debe a que tomar decisiones, aunque sean pequeñas (como decidir qué cenar), es un acto complejo que requiere distintas habilidades. Para tomar una decisión, hay que considerar las distintas opciones, recordarlas y compararlas. Si sumamos la presión del tiempo, no es difícil imaginar que podemos "atascarnos" y sentir que es casi imposible tomar una decisión. Y así es como puedes acabar cenando crema de cacahuate directo del frasco.

ANSIEDAD

Los adultos con TDAH tienen 2.5 veces más probabilidades de sufrir ansiedad que los adultos sin TDAH. Con frecuencia, los síntomas del TDAH y los síntomas del trastorno de ansiedad generalizada, como sentirse inquieto, tener dificultades para concentrarse y estar temeroso o preocupado, pueden confundirse, incluso para los profesionales de la salud mental. ¿Te preocupas constantemente porque sufres ansiedad, o la ansiedad es una consecuencia de tus síntomas de TDAH no controlados? Si tienes la más mínima duda, siempre es una buena idea someterte a una evaluación adecuada de la ansiedad como alguien con TDAH.

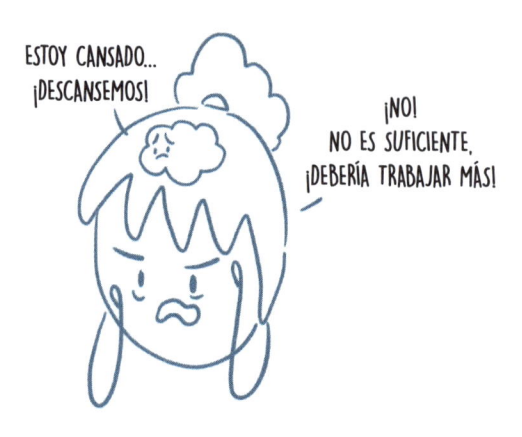

A VECES, A LAS PERSONAS CON **TDAH** NOS CUESTA DESCANSAR PORQUE NOS ATERRA PARECER "PEREZOSAS"

ESTOY CANSADO... ¡DESCANSEMOS!

¡NO! NO ES SUFICIENTE, ¡DEBERÍA TRABAJAR MÁS!

AGOTAMIENTO

Es habitual que las personas con TDAH experimenten agotamiento. Quizá lo compenses en exceso en el trabajo o lo enmascares frente a amigos y familiares para que no noten que estás desconectado. Controlar los síntomas no es fácil y puede resultar en extenuación y desgaste. Tener que lidiar con otro episodio de agotamiento a los 29 años me hizo darme cuenta de que algo no estaba bien y, en última instancia, me llevó a solicitar una evaluación del TDAH.

SOBRECOMPENSACIÓN

A medida que avanzamos por la vida con TDAH, tendemos a desarrollar hábitos y habilidades para compensar algunos de nuestros síntomas. Por ejemplo, muchas personas con TDAH tienen dificultades para ser conscientes del tiempo y suelen llegar tarde a reuniones con amigos o eventos profesionales. Para evitarlo, algunas personas con TDAH adquieren el hábito de llegar siempre temprano. Este tipo de sobrecompensación puede crear nuevos problemas. Si intentas anticiparte constantemente a los inconvenientes que podrían causarte tus rasgos de TDAH (como ser incapaz de enviar un correo electrónico si no lo has leído al menos 10 veces) puedes desarrollar ansiedad rápidamente.

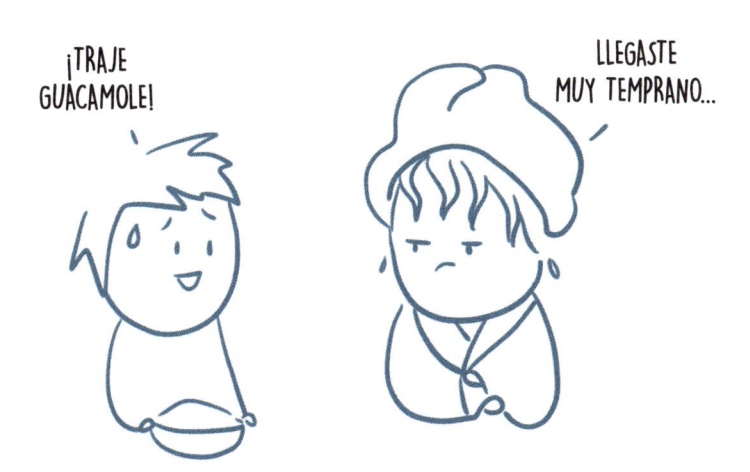

DESREGULACIÓN EMOCIONAL

OTRAS PERSONAS

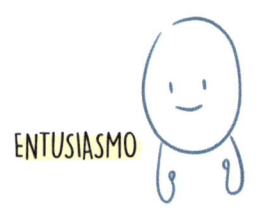

ENTUSIASMO

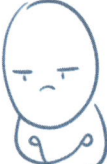

TRISTEZA

ENOJO

YO

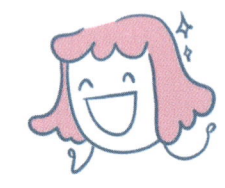

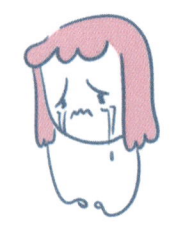

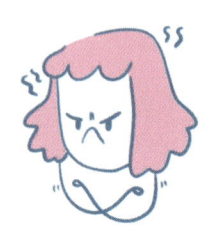

La desregulación emocional es una reacción emocional que no entra en el rango tradicionalmente aceptado. Aunque no forma parte de los criterios de diagnóstico oficiales, muchos piensan que es un síntoma del TDAH que se pasa por alto.

¿A menudo se te dificulta calmarte tras experimentar un sentimiento de ira?

¿Crees que tu entusiasmo es "exagerado" cuando te apasiona un tema? ¿Te sientes triste con más facilidad que los demás?

Pues no estás solo.

Cuando no se identifica la desregulación emocional, pueden surgir preguntas como las siguientes:

¿Por qué reaccioné así?" o "¿Por qué siempre soy 'demasiado'?".

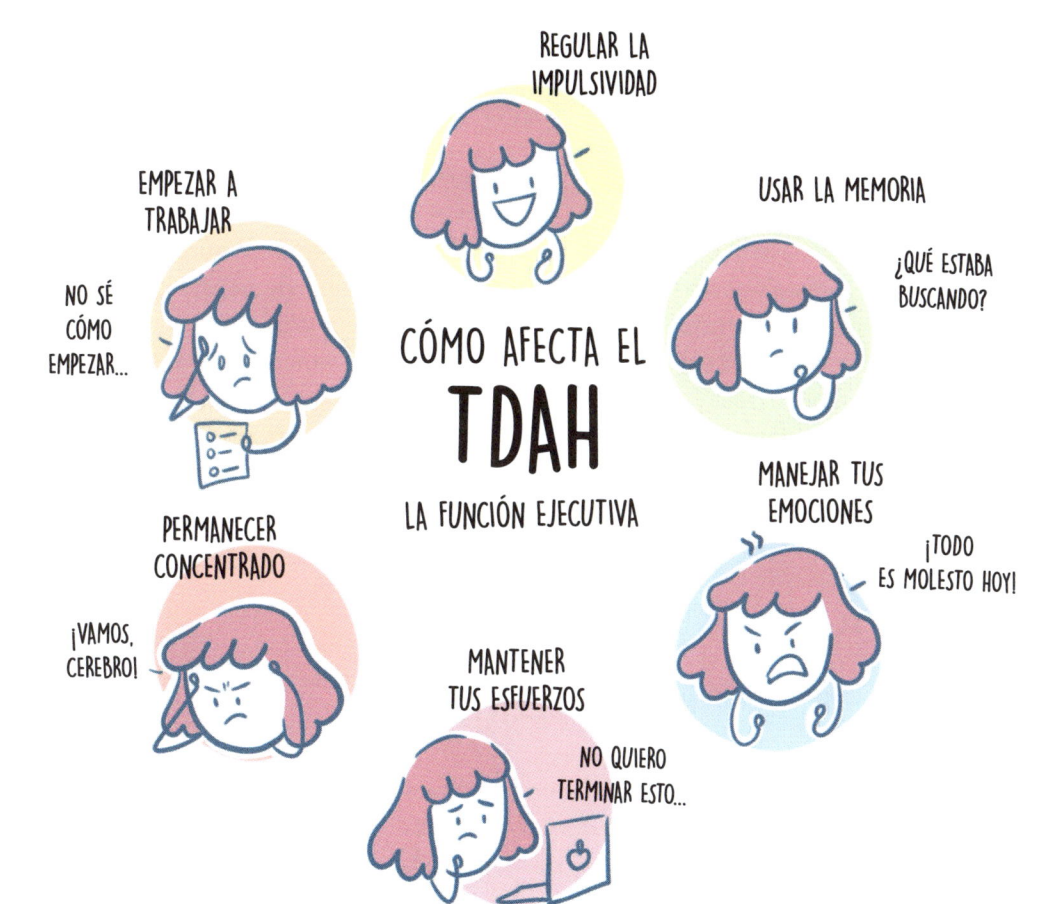

REGULAR LA IMPULSIVIDAD

EMPEZAR A TRABAJAR

NO SÉ CÓMO EMPEZAR...

USAR LA MEMORIA

¿QUÉ ESTABA BUSCANDO?

CÓMO AFECTA EL

TDAH

LA FUNCIÓN EJECUTIVA

MANEJAR TUS EMOCIONES

¡TODO ES MOLESTO HOY!

PERMANECER CONCENTRADO

¡VAMOS, CEREBRO!

MANTENER TUS ESFUERZOS

NO QUIERO TERMINAR ESTO...

FUNCIONES EJECUTIVAS

Las funciones ejecutivas nos permiten pensar antes de actuar, imaginar situaciones, resistir tentaciones y mantener la concentración. El TDAH tiene un impacto en las funciones ejecutivas y puede ser la causa de que te cueste trabajo recordar un número de teléfono, de que tengas problemas para prestar atención o que interrumpas a la gente mientras habla. Esta disfunción ejecutiva puede afectar tu vida profesional o personal, pero puede mejorarse haciendo diversos ejercicios y actividades, como juegos de memoria y tocando música.

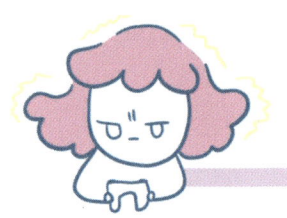

HIPERCONCENTRACIÓN

La hiperconcentración describe un estado de atención muy enfocada. Parece como si estuvieras dentro de una burbuja. Incluso puedes perder la noción del tiempo, no fijarte en la gente que te rodea e ignorar tus propias necesidades y olvidarte de beber, comer o ir al baño. No hace falta decir que cuando por fin sales de este estado de hiperconcentración, ¡puedes estar agotado, hambriento e incómodo!

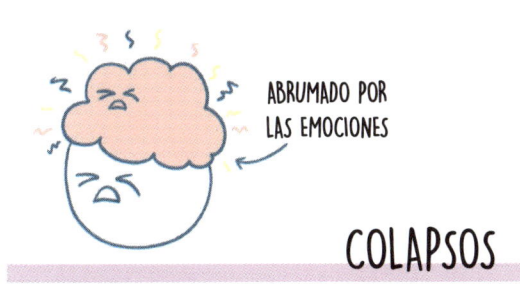

ABRUMADO POR LAS EMOCIONES

COLAPSOS

Las personas con TDAH sufren colapsos porque tienen dificultades para regular sus sentimientos de frustración, enojo o agobio. La sobrecarga sensorial también puede provocar estas reacciones emocionales extremas. Me avergoncé de mis colapsos durante la mayor parte de mi vida adulta. Ahora entiendo cuáles son mis detonantes y las señales de alarma, y puedo descansar y tomarme un respiro.

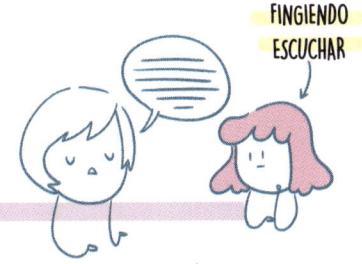

FINGIENDO ESCUCHAR

ENMASCARAR

Enmascarar significa ocultar tus rasgos para parecer "normal". La tendencia a ocultar el comportamiento relacionado con el TDAH varía mucho de una persona a otra. Algunos son tan buenos en eso (consciente e inconscientemente) que incluso son diagnosticados de forma errónea con otra condición, o permanecen sin ser diagnosticados con TDAH. Por eso es importante que le menciones a la persona que te evalúa que estás adaptando y camuflando tu comportamiento durante la evaluación del TDAH.

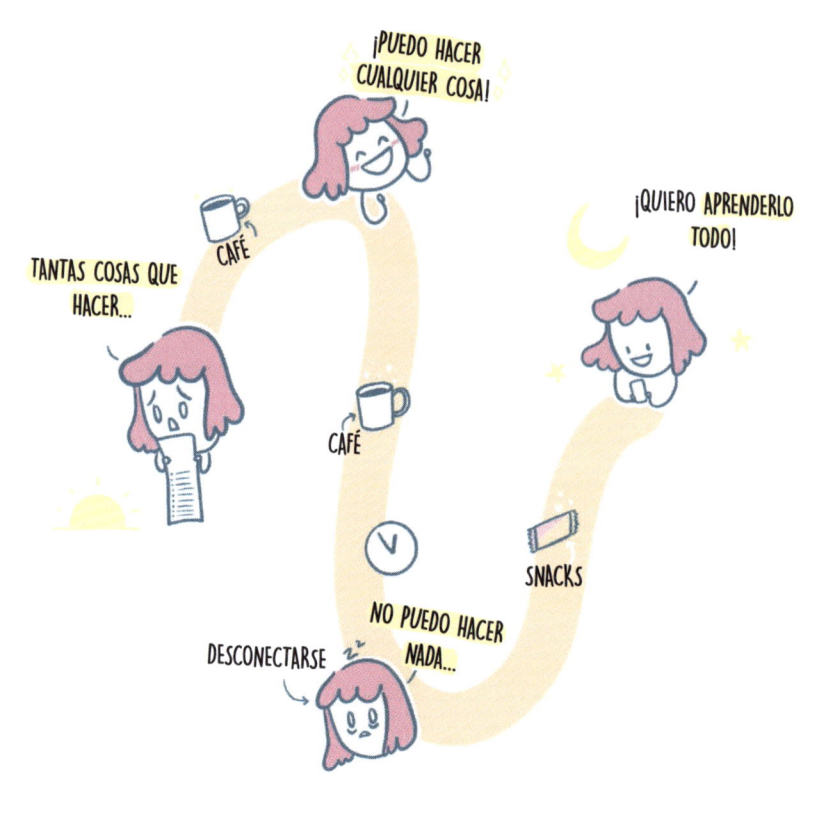

CAMBIOS DE HUMOR

Dado que las personas con TDAH suelen experimentar desregulación emocional, sus días pueden estar salpicados de cambios de humor. Mezclada con la impulsividad, nuestra dificultad para moderar nuestras emociones puede llevarnos a experimentar varios estados de ánimo en un mismo día. Desde sentir ansiedad por la lista de tareas pendientes al levantarte hasta tener una explosión de entusiasmo al hablar de tu nuevo proyecto con un amigo, pasar por todas estas emociones es bastante agotador. Por eso no debe sorprendente que de repente te sientas extenuado a mitad del día.

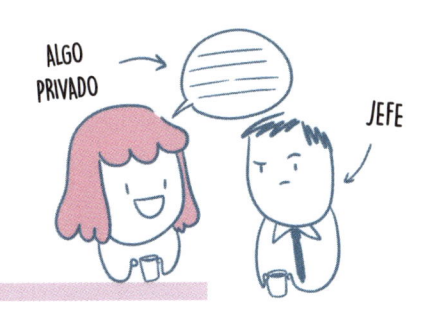

COMPARTIR DE MÁS

Debido a su impulsividad, muchas personas con TDAH suelen compartir más de lo que inicialmente querían. Está bien compartir cosas personales si quieres, pero hacerlo más de la cuenta a veces puede provocar que te arrepientas. Incluso puede hacer que te sientas avergonzado después de vivir situaciones sociales en las que tuviste problemas para controlar tu impulsividad. ¡No es divertido cuando te das cuenta de que estás aburriendo a tu jefe mientras hablas por 15 minutos de los apodos que le pones a tu gato!

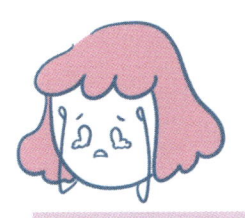

DSR

DSR, o disforia sensible al rechazo, es un concepto que se utiliza en la comunidad TDAH para describir la extrema sensibilidad al rechazo con la que lidian algunas personas con TDAH. Las personas que experimentan DSR describen como un dolor insoportable la experiencia de sentirse rechazadas o criticadas. No es un diagnóstico médico, pero algunos profesionales de la salud mental creen que ayuda a describir la desregulación emocional de las personas con TDAH.

EL IMPUESTO SOBRE EL TDAH

Las personas con TDAH a diario se enfrentan a diversos retos. A veces, estas luchas nos acaban costando dinero. Es lo que la comunidad TDAH llama el "impuesto del TDAH". Pueden ser cosas como dejar que la comida se eche a perder en el refrigerador, recibir multas porque olvidaste entregar los libros a la biblioteca o no devolver ropa o artículos a tiempo. Mi peor impuesto del TDAH fue ¡cuando me di cuenta de que seguía pagando la cuota de un gimnasio años después de haberme mudado a otra ciudad!

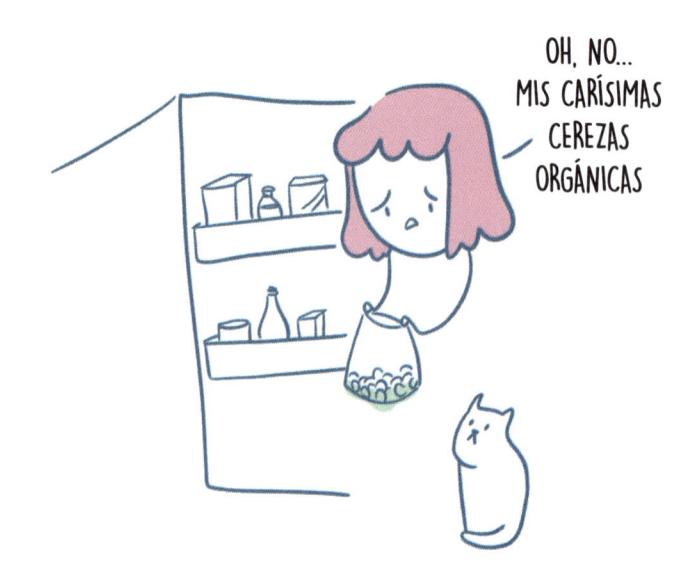

OH, NO...
MIS CARÍSIMAS
CEREZAS
ORGÁNICAS

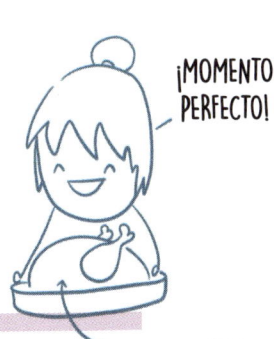

NUESTROS INVITADOS ESTARÁN
AQUÍ
EN 15 MINUTOS

¡MOMENTO PERFECTO!

SIGUE CONGELADO

CEGUERA DEL TIEMPO

La "ceguera" del tiempo es una expresión utilizada en la comunidad del TDAH para describir la falta de conciencia del tiempo.

Las personas con TDAH suelen tener dificultades para manejar el tiempo. Su "horizonte temporal", es decir, hasta dónde pueden proyectar sus pensamientos en el futuro, parece más corto que el de las personas neurotípicas. Y debido a la hiperconcentración, las personas con TDAH también pueden quedar atrapadas en "burbujas de interés" y perder la noción del tiempo; por ejemplo, llegar tarde al trabajo por culpa de un artículo o video fascinante.

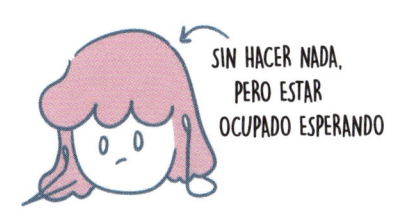

SIN HACER NADA,
PERO ESTAR
OCUPADO ESPERANDO

MODO DE ESPERA

Con frecuencia, las personas con TDAH pueden sentirse atrapadas en la espera. Por ejemplo, si tienes una cita a las tres de la tarde, quizá sientas que no puedes centrarte en nada más ese día, porque anticiparte a la cita ocupa una gran parte de tu mente.

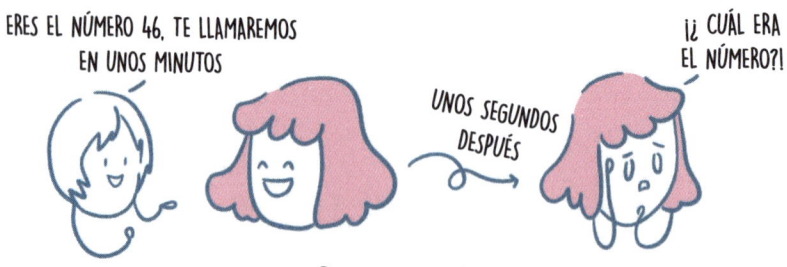

MEMORIA DE TRABAJO

La memoria de trabajo es una habilidad cognitiva que ayuda a nuestro cerebro a retener información temporalmente, como lo que querías decir durante una conversación o dónde estacionaste el coche. Para muchas personas con TDAH, nuestra memoria de trabajo es más débil o está menos desarrollada debido a nuestros síntomas de TDAH. Puede ser frustrante lidiar con eso cuando dependes de tu cerebro para prestar atención y retener fragmentos de información.

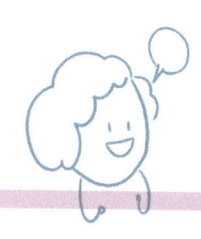

ESTAR EN LAS NUBES

Estar en las nubes es la sensación de no ser consciente de lo que sucede a tu alrededor cuando estás en medio de una conversación. Le pasa a todo el mundo de vez en cuando. Pero a las personas con TDAH puede sucedernos varias veces al día. Y es un poco complicado explicarle a la persona con la que estás hablando que no has oído bien lo que dijo durante los dos últimos minutos.

En este capítulo, cubrimos algunos de los términos básicos que las personas de la comunidad del TDAH usan para describir sus síntomas. Tener las palabras adecuadas para describir nuestra vida con TDAH es crucial para entender y explicar lo que vivimos cada día.

En la siguiente parte del libro, te llevaré de paseo conmigo en un día con TDAH. Verás cómo el funcionamiento de nuestro cerebro influye en todos y cada uno de los aspectos de nuestra vida cotidiana.
Y recuerda:

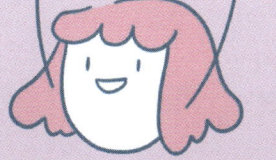

SABER QUE ESTAS FRASES EXISTEN ES UNA PRUEBA DE QUE NO ERES EL ÚNICO QUE LAS EXPERIMENTA.

ESTE GLOSARIO NO ES EXHAUSTIVO, YA QUE LA COMUNIDAD DEL TDAH SIEMPRE ESTÁ CREANDO NUEVAS FORMAS DE DESCRIBIR LOS RETOS QUE ENFRENTAMOS.

PARTE 2

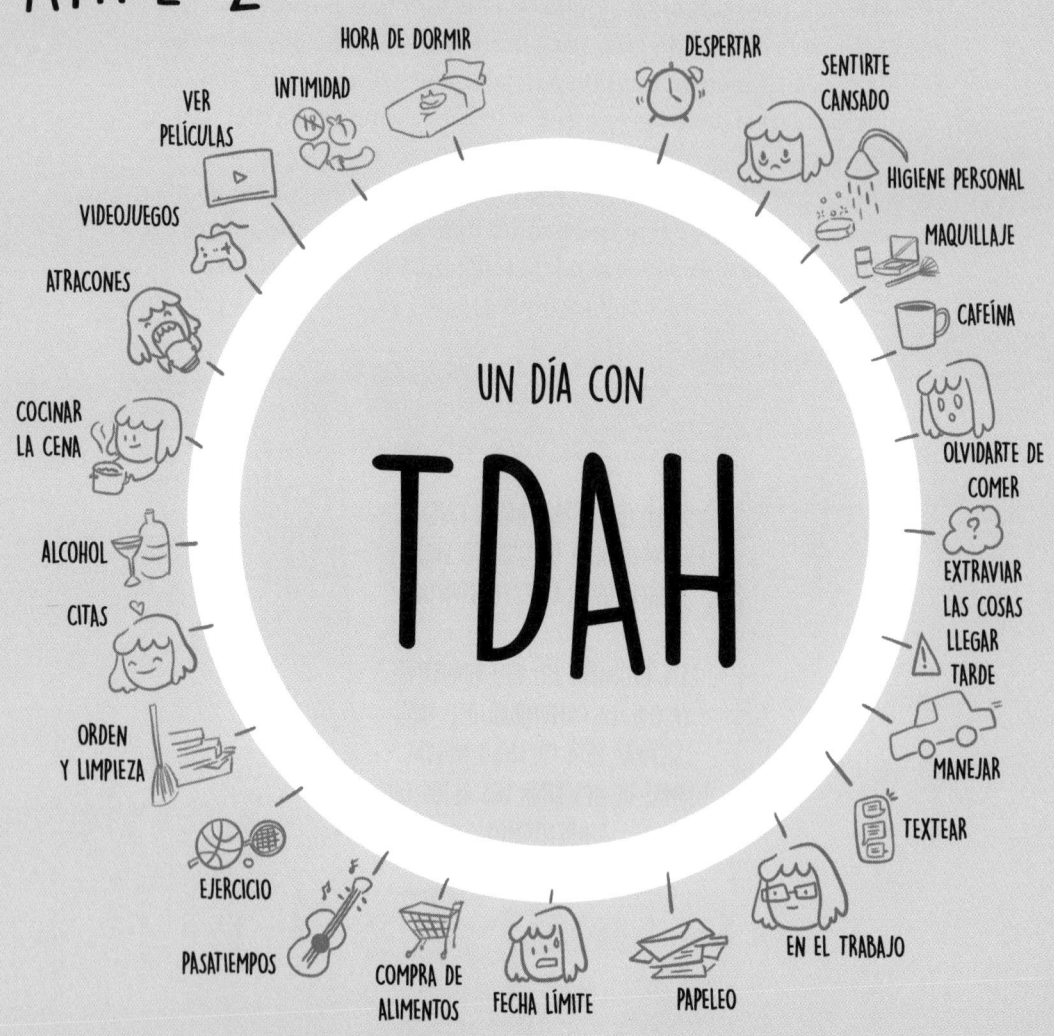

UN DÍA CON

TDAH

HORA DE DORMIR

DESPERTAR

SENTIRTE CANSADO

INTIMIDAD

HIGIENE PERSONAL

VER PELÍCULAS

MAQUILLAJE

VIDEOJUEGOS

CAFEÍNA

ATRACONES

OLVIDARTE DE COMER

COCINAR LA CENA

EXTRAVIAR LAS COSAS

ALCOHOL

LLEGAR TARDE

CITAS

MANEJAR

ORDEN Y LIMPIEZA

TEXTEAR

EJERCICIO

EN EL TRABAJO

PASATIEMPOS

COMPRA DE ALIMENTOS

FECHA LÍMITE

PAPELEO

¿Cómo es vivir con TDAH? Esa es la pregunta que me hice muchas veces antes y después de mi diagnóstico. Conocía la teoría, pero quería ver ejemplos concretos de cómo afectaba mi vida diaria; mi vida real. Desde el instante en que te levantas hasta el momento en que (luchas por) concilias el sueño, los síntomas del TDAH están dando forma a tu día. Intentemos entender cómo te afecta el TDAH, para ayudarte a hacer las paces contigo mismo y encontrar soluciones.

UN DÍA CON TDAH

Despertar

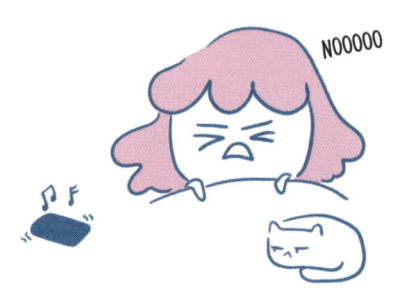

LUCHAR POR LEVANTARSE DE LA CAMA ES UNA EXPERIENCIA UNIVERSAL. PERO ES AÚN MÁS DIFÍCIL PARA LAS PERSONAS CON TDAH.

NOOOOO

MI EXPERIENCIA

Casi todas las mañanas me cuesta levantarme de la cama. Haga lo que haga, tardo horas en salir de mi cama calientita. Como a menudo me duermo tarde (hablaremos de eso más adelante), necesito un momento para sentirme totalmente despierta. Pero entonces surgen los problemas. Para ayudarme a despertar, me pongo a ver mi celular, lo que abre la puerta a infinitas distracciones. Por eso llego tarde a cualquier lugar, ¡aunque milagrosamente logre despertar a tiempo!

PORQUE SUELEN
ACOSTARSE TARDE...

¿150 HORAS DE PASTEL DE CHOCOLATE?
¡NECESITO VER ESO!

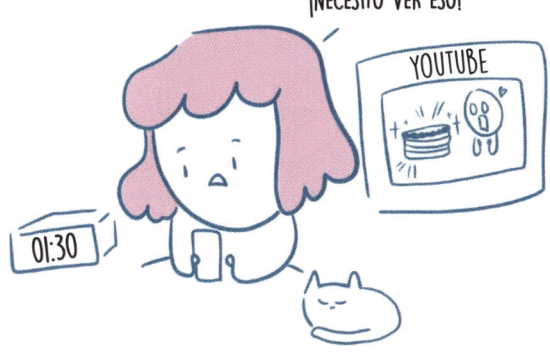

PORQUE LES CUESTA TRABAJO CONCILIAR
EL SUEÑO RÁPIDAMENTE...

PORQUE SE SIENTEN
ABRUMADOS POR LAS
COSAS QUE DEBEN HACER...

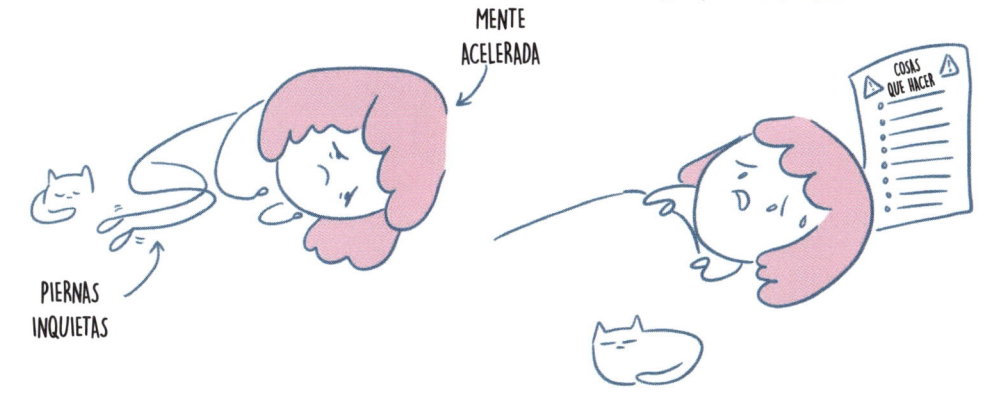

O SE
DISTRAEN FÁCILMENTE...

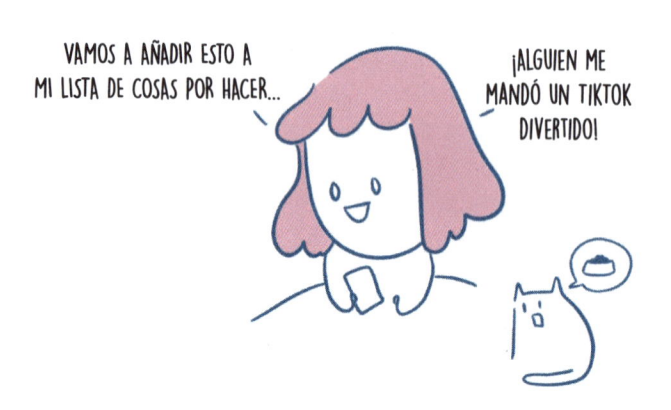

VAMOS A AÑADIR ESTO A MI LISTA DE COSAS POR HACER...

¡ALGUIEN ME MANDÓ UN TIKTOK DIVERTIDO!

¡HASTA QUE **SE DAN CUENTA** DE QUE **VAN A LLEGAR TARDE**!

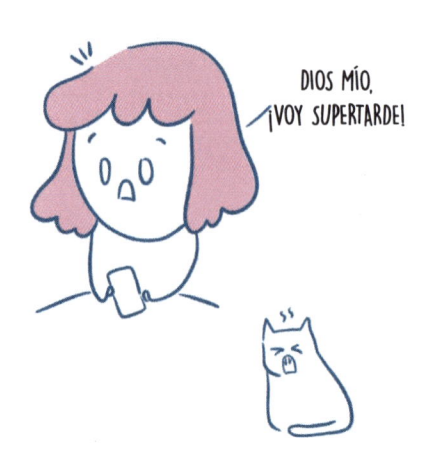

DIOS MÍO, ¡VOY SUPERTARDE!

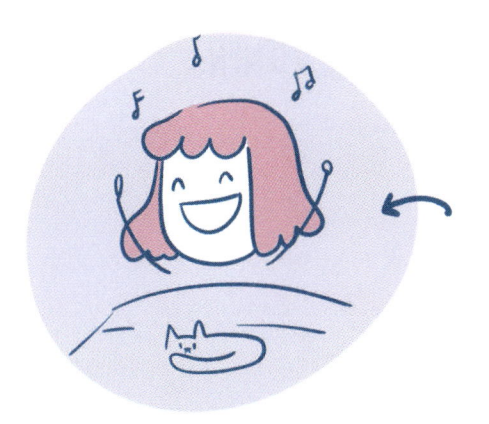

Cuando siento que necesito un impulso especial para levantarme de la cama, pongo música alegre. Suele funcionar.

Si sé que tengo una cita importante al día siguiente, dejo el teléfono lejos de la cama para no caer en la tentación de navegar durante horas a la mañana siguiente.

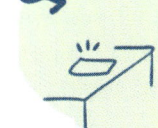

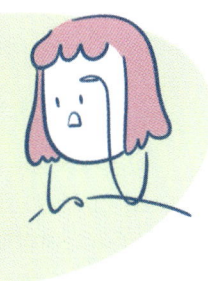

Siempre sentirte cansado

MUCHA GENTE PIENSA QUE LAS
PERSONAS CON TDAH SIEMPRE TIENEN
MUCHA ENERGÍA...

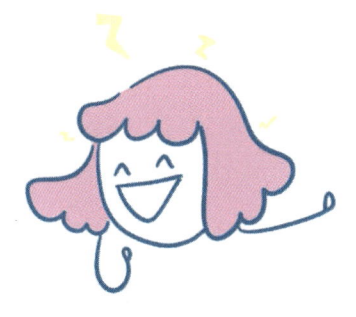

MI EXPERIENCIA

Creo que el aspecto de hiperactividad del TDAH a veces puede ser
engañoso. Definitivamente soy hiperactiva (¡al menos a nivel mental!),
pero también estoy hipercansada. Tener que lidiar con mis síntomas
y sus consecuencias es agotador. Como siempre estoy tratando de
recordar cosas y mantener la cabeza fuera del agua, casi nunca tengo
energía para hacer lo que me gusta.

PERO ¿SABÍAS QUE MUCHAS PERSONAS
CON TDAH SE SIENTEN CANSADAS
TODO EL TIEMPO?

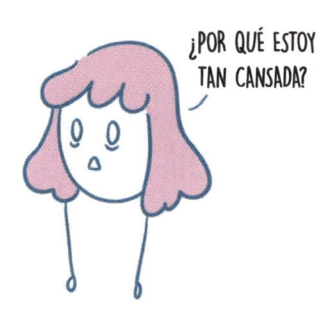

¿POR QUÉ ESTOY
TAN CANSADA?

ESTE CANSANCIO PUEDE
DEBERSE A...

... O POR LAS DIFICULTADES PARA DORMIR
QUE SUELEN VENIR CON EL TDAH...

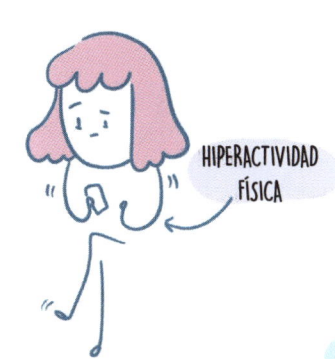

HIPERACTIVIDAD
FÍSICA

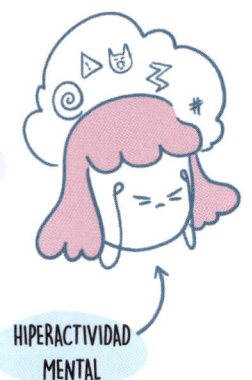

HIPERACTIVIDAD
MENTAL

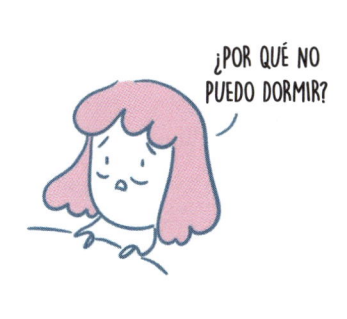

¿POR QUÉ NO
PUEDO DORMIR?

O POR
SOBRECARGAS SENSORIALES

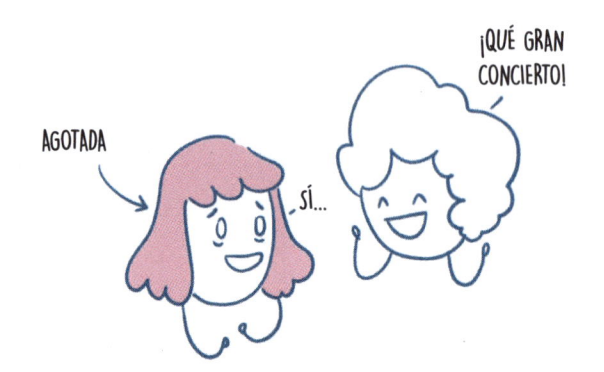

AGOTADA

SÍ...

¡QUÉ GRAN CONCIERTO!

... O DEBIDO A CONDICIONES QUE A MENUDO **COEXISTEN CON EL TDAH**...

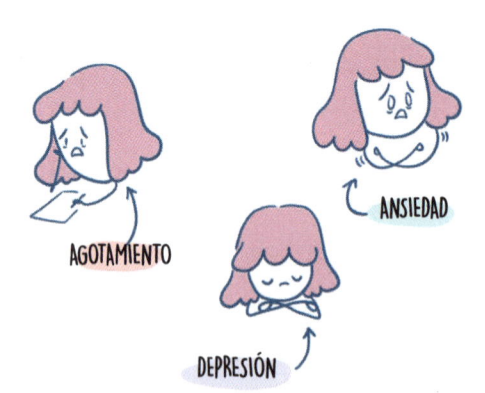

AGOTAMIENTO

ANSIEDAD

DEPRESIÓN

SI TIENES **TDAH** Y ESTÁS **CANSADO TODO EL TIEMPO**, LA CAUSA PUEDE VENIR DE MUCHAS COSAS DIFERENTES...

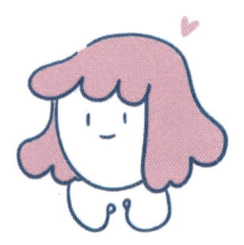

... EN CUALQUIER CASO, SIEMPRE ES MEJOR **HABLAR CON TU PROFESIONAL DE LA SALUD** PARA ENCONTRAR UNA SOLUCIÓN

MI CONSEJO

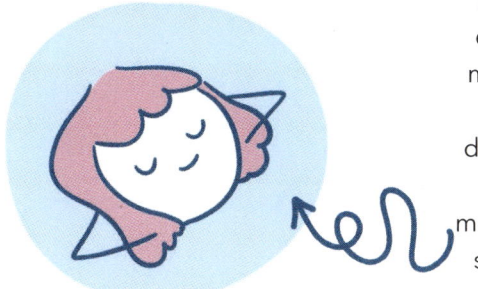

Estoy trabajando para tomarme el descanso más en serio. Como muchas personas con TDAH, suelo olvidar que debo relajarme y desconectarme. Tengo problemas con la atención plena y la meditación, pero disfruto con cosas sencillas como darme un baño o escuchar música relajante.

Sentirse extremadamente cansado todo el tiempo no es normal. Si crees que te pasa algo, consulta a tu médico. Yo estuve en esta situación una vez, y me alegro de haberme tomado en serio mi salud, ya que recibí el tratamiento adecuado para el problema al que me enfrentaba.

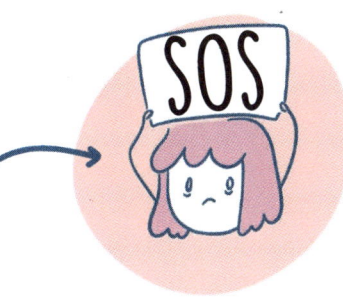

Higiene personal

¿SABÍAS QUE LAS PERSONAS CON **TDAH** PUEDEN TENER **PROBLEMAS DE HIGIENE PERSONAL?**

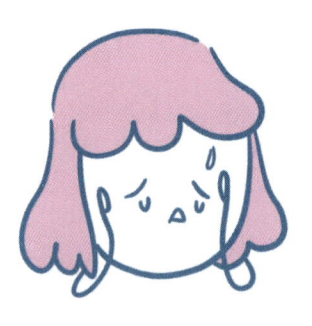

MI EXPERIENCIA

Antes de mi diagnóstico, nunca habría imaginado que el TDAH pudiera ser la causa de algunas de las dificultades que tenía con la higiene personal. Estos problemas son invisibles para los demás, pero me han ocasionado mucha vergüenza a lo largo de mi vida. Por ejemplo, a menudo olvido cepillarme los dientes, y no puedo contar el número de días que me quedé sin ropa limpia porque olvidé secar la ropa que había lavado el día anterior.

ESTO SE DEBE A QUE NUESTRA CAPACIDAD PARA MANTENER UNA BUENA HIGIENE PERSONAL PUEDE VERSE AFECTADA POR LOS SÍNTOMAS DEL TDAH...

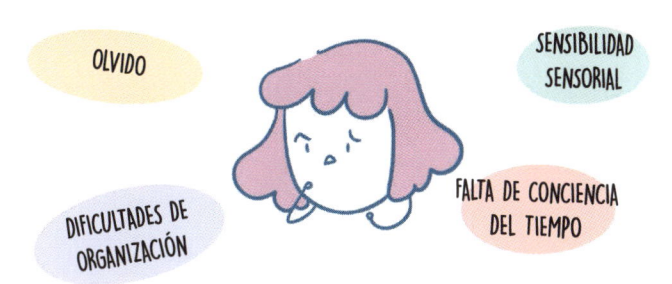

OLVIDO

SENSIBILIDAD SENSORIAL

DIFICULTADES DE ORGANIZACIÓN

FALTA DE CONCIENCIA DEL TIEMPO

COMO TENER DIFICULTAD PARA PLANEAR CUÁNDO LAVARTE EL PELO...

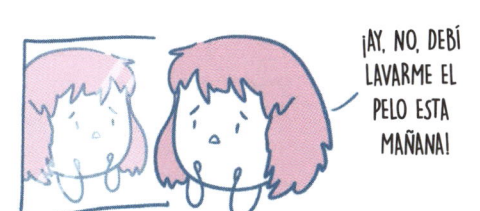

¡AY, NO, DEBÍ LAVARME EL PELO ESTA MAÑANA!

... O NO DARTE CUENTA DE QUE TU ROPA NO ESTÁ TAN LIMPIA...

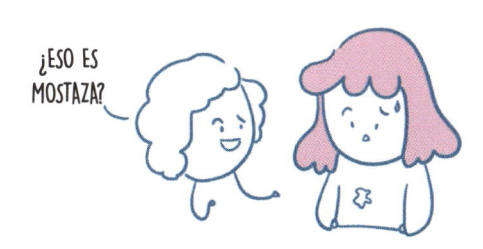

¿ESO ES MOSTAZA?

LUCHAR CON LA DUCHA DEBIDO A LA SENSIBILIDAD SENSORIAL...

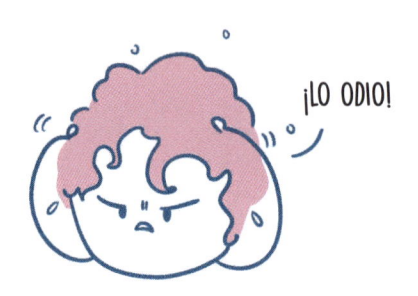

¡LO ODIO!

... U OLVIDAR LAVARSE LOS DIENTES

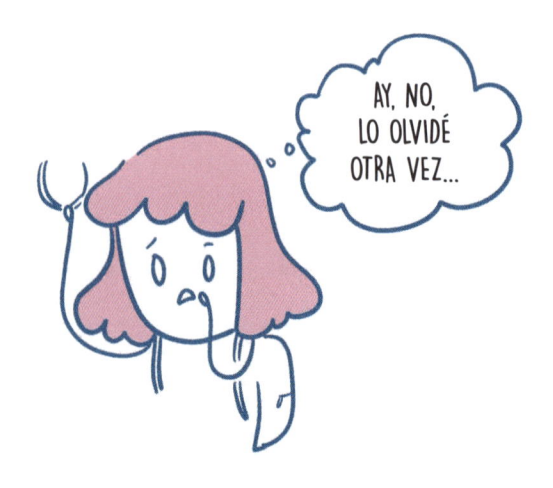

AY, NO, LO OLVIDÉ OTRA VEZ...

MI CONSEJO

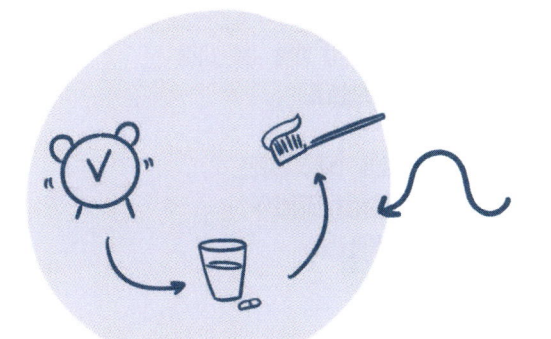

Siempre agrupo los hábitos de levantarme, tomar mis medicinas y lavarme los dientes para evitar olvidos por la mañana. Aprenderás más sobre apilar hábitos en la siguiente parte del libro.

A menudo pospongo lavarme el pelo porque odio la sensación de tener que hacerlo. Para mí es imprescindible tener siempre a la mano champú en seco.

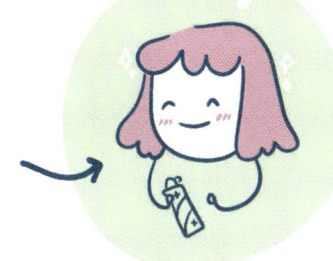

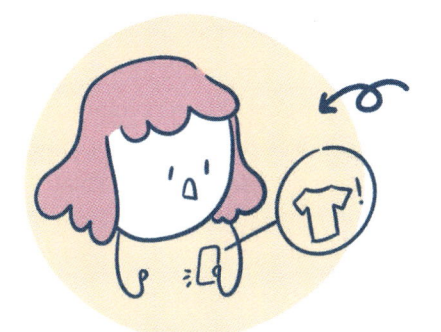

Programo un recordatorio en mi teléfono en cuanto pongo la lavadora. Si no lo hago, seguramente se me olvidará, ¡y acabaré encontrando ropa mojada en mi lavadora la próxima vez que necesite usarla!

Maquillaje

EL **TDAH** AFECTA TODOS LOS ASPECTOS DE TU VIDA, INCLUIDA
TU RELACIÓN CON EL **MAQUILLAJE**

COMO CUANDO YA VAS **SUPERTARDE**, PERO **CREES**
SINCERAMENTE **QUE TODAVÍA TIENES TIEMPO**
DE **MAQUILLARTE POR COMPLETO**

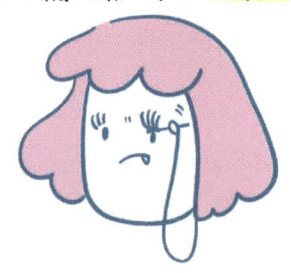

MI EXPERIENCIA

A veces me encanta el maquillaje, y me paso largos minutos maquillándome por completo (aunque ya se me haya hecho tarde), y al día siguiente me conformo con un poco de bálsamo labial. Sin embargo, la mayoría de las veces llego demasiado tarde y no me da tiempo de maquillarme correctamente, aviento las cosas por todos lados y me maquillo en cinco minutos.

VIENDO VIDEOS ALEATORIOS DE
MAQUILLAJE POR HORAS...

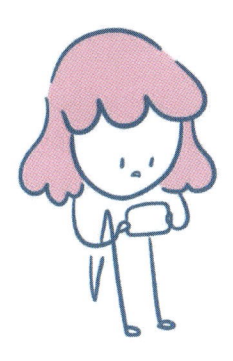

HACER UN DESASTRE
AL ARREGLARME...

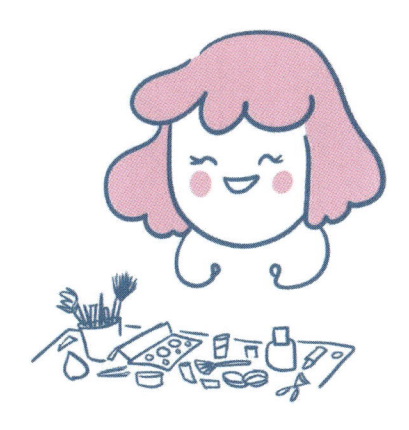

ARRUINAR TU MAQUILLAJE PORQUE
NO PUEDES DEJAR DE TOCARTE
Y FROTARTE LA CARA...

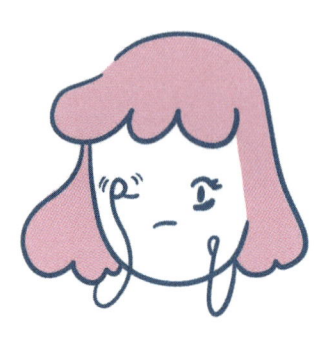

O TENER SOLO DOS ESTADOS
DE ÁNIMO DE MAQUILLAJE...

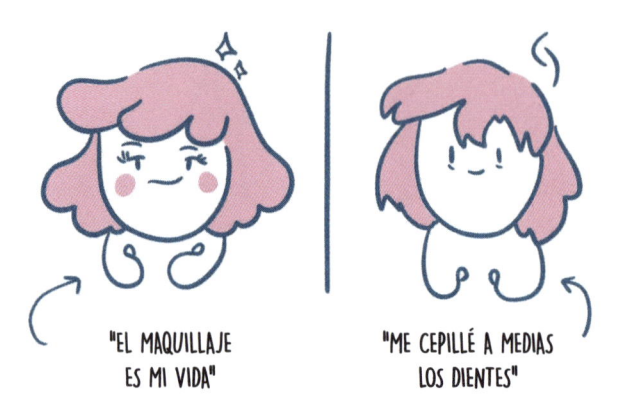

"EL MAQUILLAJE
ES MI VIDA"

"ME CEPILLÉ A MEDIAS
LOS DIENTES"

MI CONSEJO

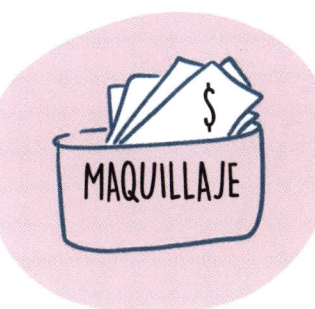

El maquillaje es una de las cosas que más suelo comprar por impulso. Pero en lugar de simplemente dejar de gastar dinero en eso, establecí un presupuesto mensual realista con el fin de seguir disfrutando sin demasiadas frustraciones.

Para evitar llegar tarde cuando me arreglo, cronometré mi rutina de maquillaje "informal", así que ahora sé cuánto tiempo necesito para estar totalmente preparada para el día.

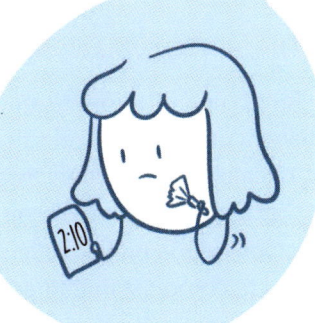

Cafeína

¿SABÍAS QUE EL CAFÉ AFECTA DE FORMA DIFERENTE A LAS PERSONAS CON TDAH?

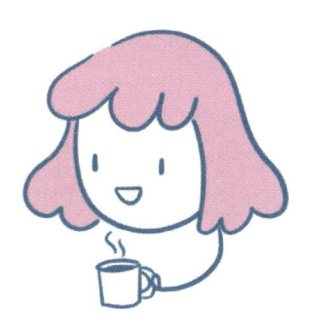

MI EXPERIENCIA

Tengo una relación de amor/odio con el café. La cafeína me ayuda a hacer cosas y darme el valor para comenzar algunas de las tareas más desalentadoras de mi lista de pendientes. Pero en exceso también exacerba seriamente mi hiperactividad mental, e incluso puede convertirla en franca ansiedad. Durante años he usado el café y el té como estimulantes automedicados, y ahora es todo un reto prescindir de la cafeína.

ALGUNAS PERSONAS CON **TDAH** EVITAN EL CAFÉ A TODA COSTA, YA QUE PUEDE AUMENTAR LA HIPERACTIVIDAD...

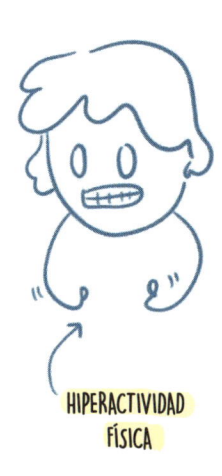

HIPERACTIVIDAD MENTAL
(PUEDE CONDUCIR A ANSIEDAD)

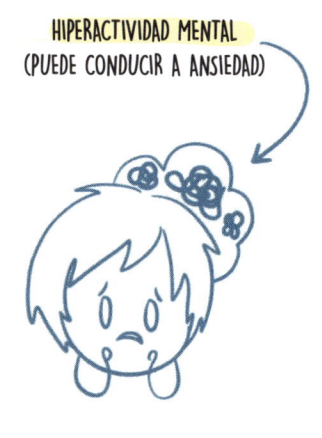

HIPERACTIVIDAD FÍSICA

PARA OTROS, EL CAFÉ TIENE EL EFECTO CONTRARIO Y LES AYUDA A RELAJARSE...

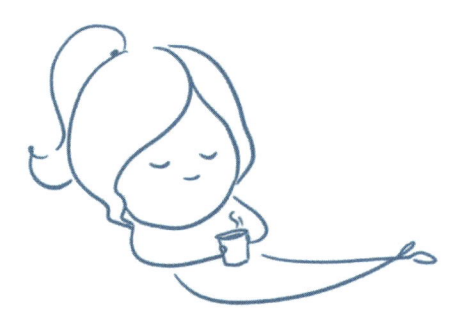

MUCHOS **ADULTOS** QUE **DESCONOCEN**
QUE **PADECEN TDAH** DEPENDEN EN GRAN MEDIDA
DEL **CAFÉ** PARA CONCENTRARSE

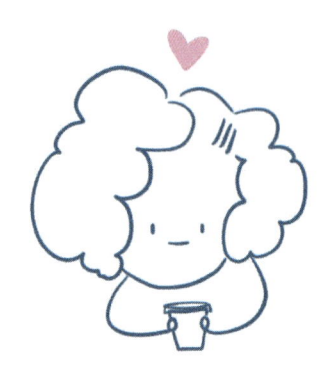

EN ALGUNOS CASOS, PUEDEN DESARROLLAR
UNA **NECESIDAD EXTREMA DE CAFÉ**...

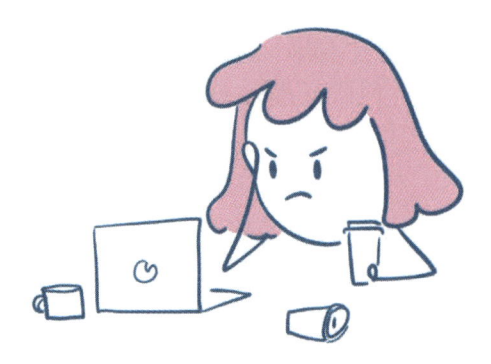

... Y TERMINAN CONSUMIENDO **GRANDES
CANTIDADES DE CAFEÍNA**

MI CONSEJO

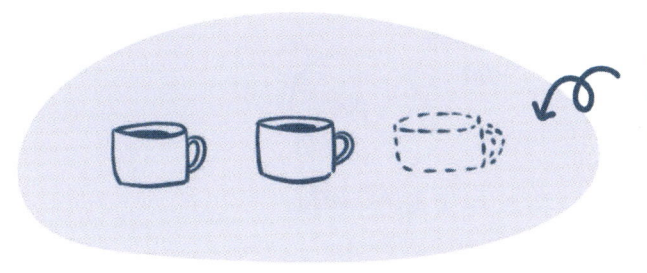

Ver cómo la calidad de mi sueño y mi salud mental mejoraban en general con menos cafeína me ayudó a reducirla. ¡Incluso una taza menos al día o tomar uno descafeinado después de comer tiene un impacto significativo!

Cuando siento que necesito tomar menos café, lo sustituyo por bebidas con menos cafeína, como té verde o chocolate caliente, y consumo chocolate negro o cacao para aumentar la cafeína.

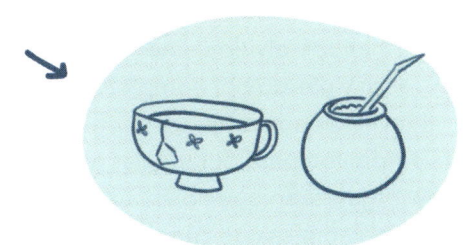

Olvidarte de comer

ES BASTANTE COMÚN QUE LAS PERSONAS CON TDAH SE OLVIDEN DE COMER

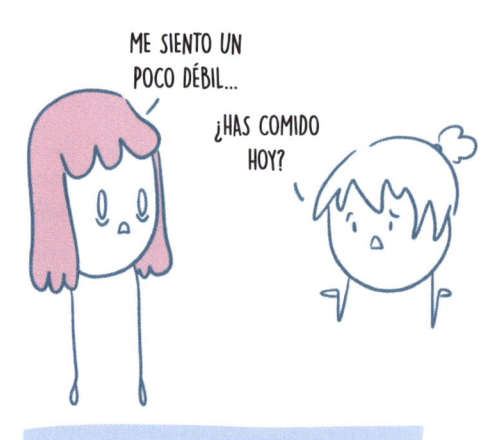

ME SIENTO UN POCO DÉBIL...

¿HAS COMIDO HOY?

MI EXPERIENCIA

A menudo olvido comer. A veces estoy hiperconcentrada en algo y pierdo por completo la noción del tiempo hasta que mi estómago empieza a rugir ruidosamente (¡por supuesto, siempre me pasa durante las reuniones!). A veces mi día está tan desorganizado que no encuentro un momento para comer algo. El problema es que cuando me olvido de comer, algunos de mis rasgos de TDAH, como estar en las nubes, empeoran. Por eso, ahora doy prioridad a comer al menos dos veces al día.

PODEMOS **CONCENTRARNOS**
TANTO EN ALGO QUE **NOS OLVIDAMOS**
DE TODO LO DEMÁS

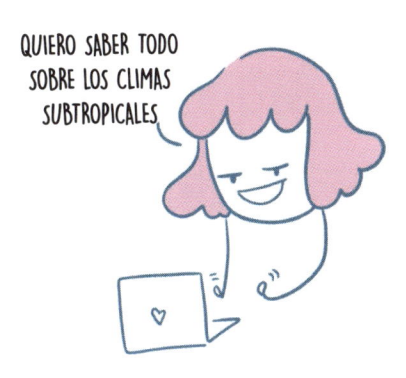

NUESTRAS **DIFICULTADES PARA** ORGANIZARNOS
TAMBIÉN PUEDEN **DIFICULTAR** QUE **COMAMOS**
CON REGULARIDAD...

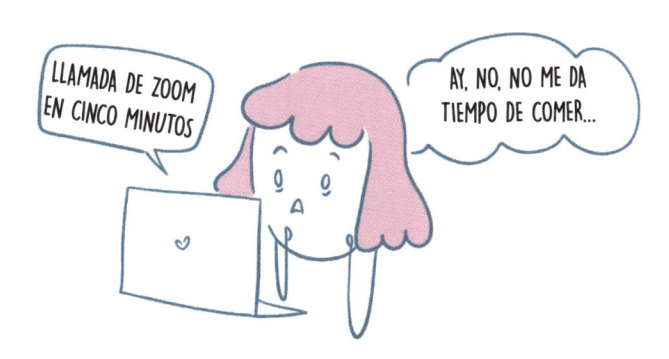

TAMBIÉN SOLEMOS TENER **PROBLEMAS**
CON LA **NOCIÓN DEL TIEMPO**, LO QUE **DIFICULTA**
SEGUIR LOS HORARIOS DE LAS COMIDAS

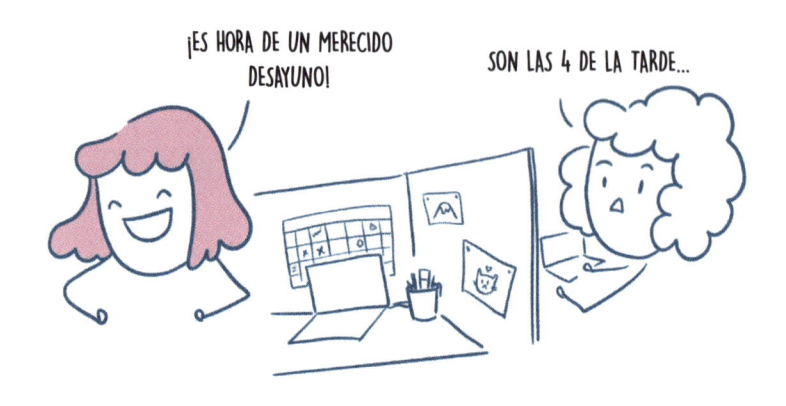

¡ES HORA DE UN MERECIDO DESAYUNO!

SON LAS 4 DE LA TARDE...

Y LOS **MEDICAMENTOS** PARA EL **TDAH**
SUELEN **REDUCIR EL APETITO**...

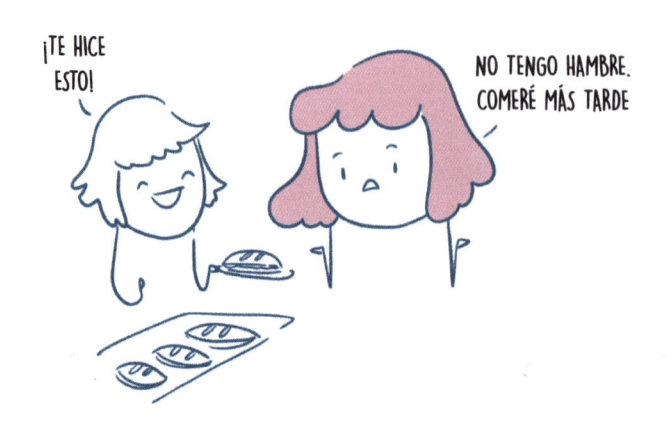

¡TE HICE ESTO!

NO TENGO HAMBRE. COMERÉ MÁS TARDE

MI CONSEJO

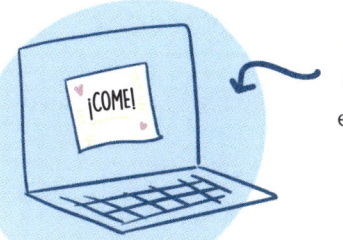

Puede parecer extraño, pero a veces pongo recordatorios en mi teléfono que solo dicen "no te olvides de comer".

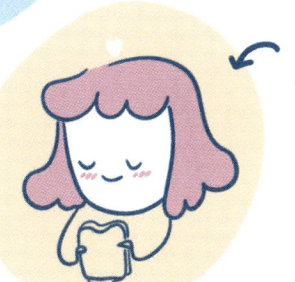

Acepto que para alimentarme tengo que elegir opciones cómodas. Tal vez un sándwich de queso no sea digno de Pinterest, pero si es lo único que puedo hacer, ¡es suficiente para mí!

Cuando me di cuenta de que mis hábitos alimentarios se estaban volviendo demasiado caóticos, consulté a un nutriólogo que me ayudó a crear un plan de alimentación basado en mis necesidades.

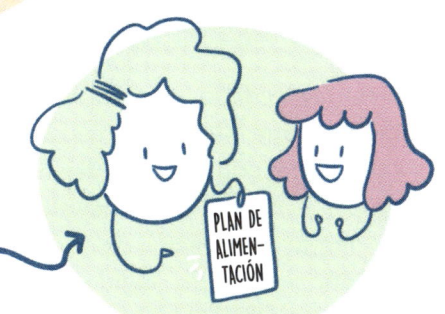

Poner las cosas en el lugar equivocado

UNO DE LOS SÍNTOMAS DE LA
INATENCIÓN DEL TDAH
ES PERDER COSAS...

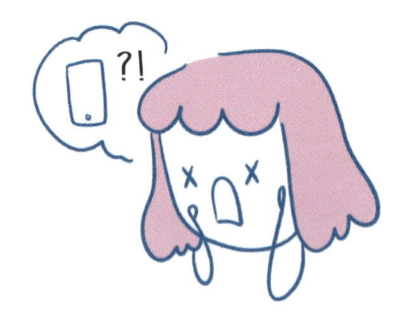

MI EXPERIENCIA

Suelo ser muy cuidadosa con mis pertenencias cuando estoy fuera de casa, así que rara vez pierdo cosas. Pero todo el tiempo las dejo en el lugar equivocado. Paso horas cada semana buscando mis lentes, el control de la televisión, mi teléfono, utensilios de cocina, y tengo la sensación de que siempre estoy buscando algo. Es agotador, sobre todo cuando me doy cuenta de que tengo en la mano el teléfono que llevo 30 minutos buscando.

...POR ESO **ALGUNAS PERSONAS** CON **TDAH** LO COMPENSAN SIENDO **MUY** CUIDADOSAS CON **SUS PERTENENCIAS**

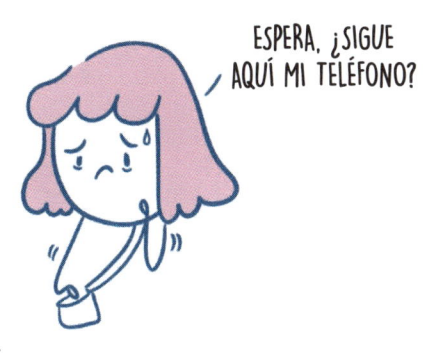

ESPERA, ¿SIGUE AQUÍ MI TELÉFONO?

PERO ESO NO QUIERE DECIR QUE NO **LUCHEN TODO EL TIEMPO PARA NO PERDER COSAS**

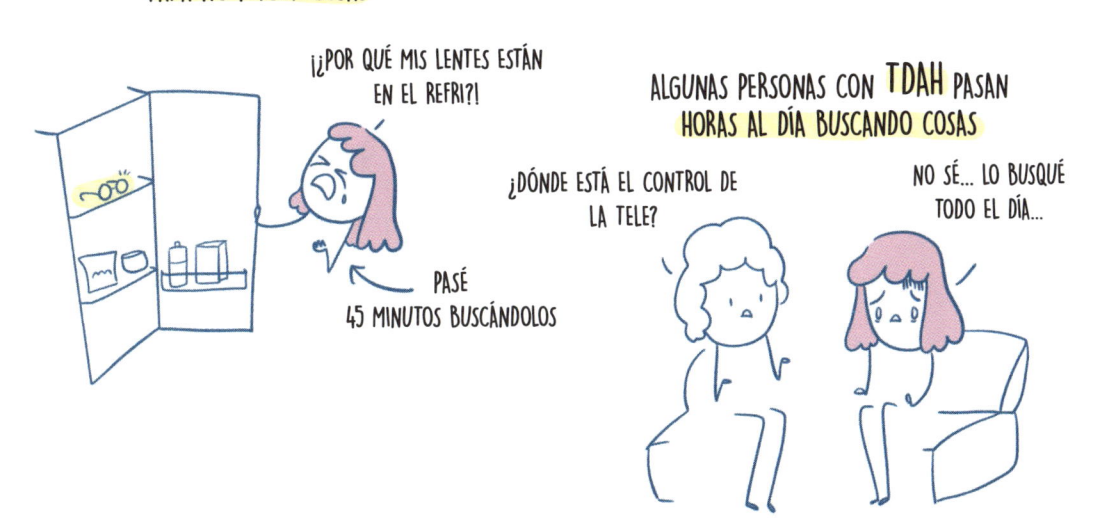

¡¿POR QUÉ MIS LENTES ESTÁN EN EL REFRI?!

PASÉ 45 MINUTOS BUSCÁNDOLOS

ALGUNAS PERSONAS CON **TDAH** PASAN **HORAS AL DÍA BUSCANDO COSAS**

¿DÓNDE ESTÁ EL CONTROL DE LA TELE?

NO SÉ... LO BUSQUÉ TODO EL DÍA...

... ESPECIALMENTE CUANDO OTRAS
PERSONAS NO ENTIENDEN...

VAMOS,
¿POR QUÉ TARDAS TANTO?

LO SIENTO,
NO PUEDO ENCONTRAR MI BOLSA...

PUEDE SER
MENTALMENTE AGOTADOR...

¿ESTÁS BIEN?

NOOOOOO... YA VOY TARDE
Y NO ENCUENTRO MI TELÉFONO...

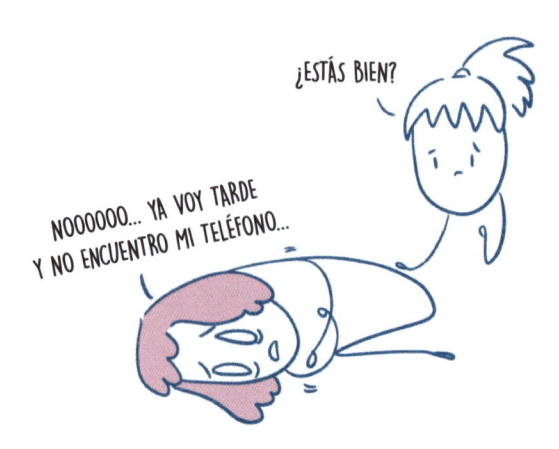

MI CONSEJO

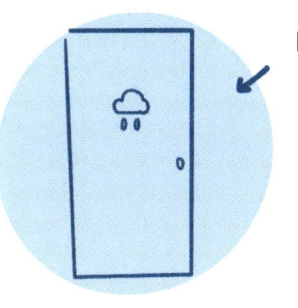

Compré un llavero magnético para la puerta principal y no sabes cuánto me alegro de haberlo hecho. Tener un lugar específico para cada cosa definitivamente me ayuda a perder cosas con menos frecuencia.

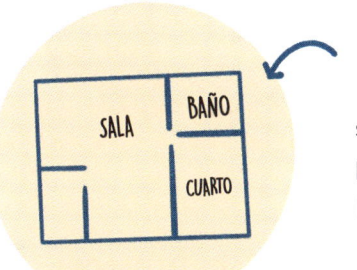

Se me da bien perder cosas y se me da muy mal buscarlas. Por eso siempre reviso habitación por habitación para evitar perder tiempo buscando.

Un amigo me compró etiquetas rastreadoras (con chip) porque comprendió mis problemas con el extravío de mis cosas. Yo uso una etiqueta en la funda de mis audífonos inalámbricos, ¡y funciona muy bien!

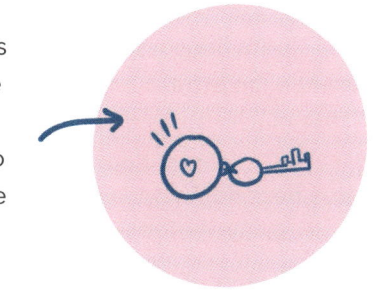

Llegar tarde

PARA MUCHAS PERSONAS CON TDAH, LLEGAR A TIEMPO NO ES FÁCIL

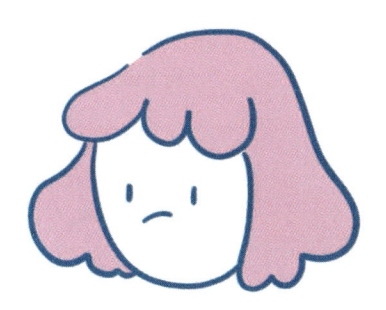

MI EXPERIENCIA

Nunca llego a tiempo. O llego muy temprano o muy tarde. Cuando me estreso por llegar tarde a una cita, casi siempre salgo de casa mucho antes de lo que debería y sobreestimo el tiempo que necesito para llegar. Cuando llego supertarde, normalmente es porque estoy haciendo algo interesante (como ver gatos tiernos en TikTok), y me olvido por completo de la cita hasta cinco minutos antes de la hora a la que debo llegar.

CUANDO LLEGAS TARDE POR TU FALTA DE CONCIENCIA DEL TIEMPO

TU REUNIÓN POR ZOOM COMIENZA EN CINCO MINUTOS

PERFECTO, SOLO NECESITO DESAYUNAR Y BAÑARME

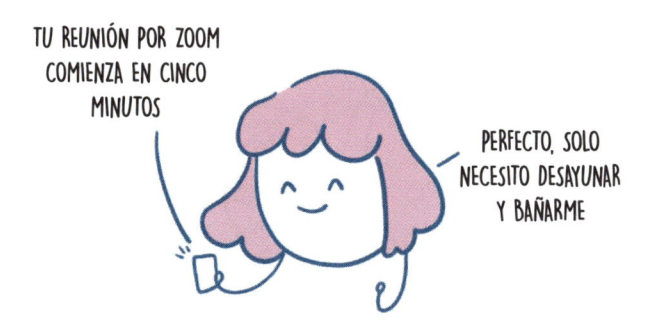

CUANDO LLEGAS TEMPRANO PORQUE TEMÍAS LLEGAR TARDE...

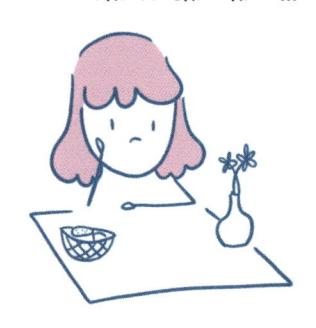

CUANDO LLEGAS TARDE PORQUE TE DISTRAJISTE...

LLEVO 30 MINUTOS ESPERANDO

LO SIENTO, ESTABA HACIENDO GALLETAS...

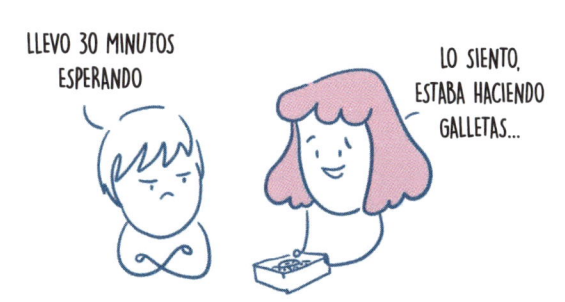

CUANDO LLEGAS TARDE PORQUE RESPONDISTE IMPULSIVAMENTE...

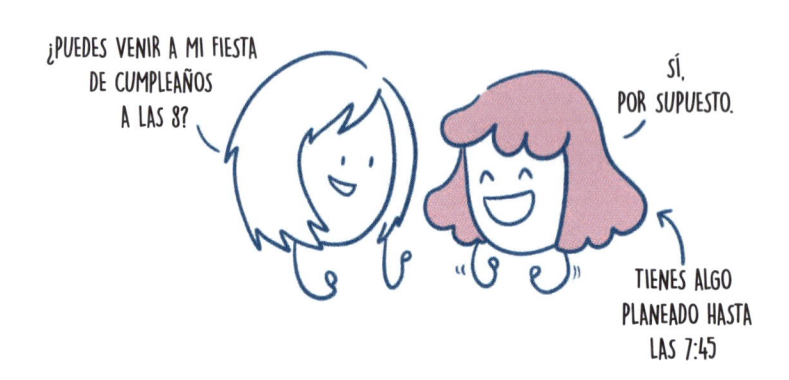

CUANDO LLEGAS TARDE PORQUE OLVIDASTE TU CITA...

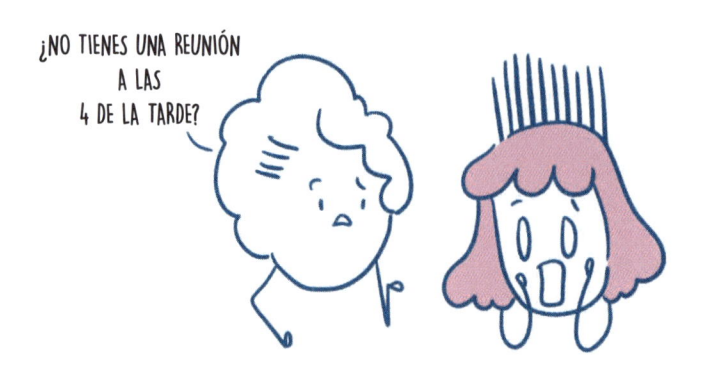

MI CONSEJO

Una o dos horas antes de una llamada o cita importante, intento limitar distracciones, como las redes sociales o los programas de televisión adictivos. Hay mejores momentos para darse un atracón de televisión.

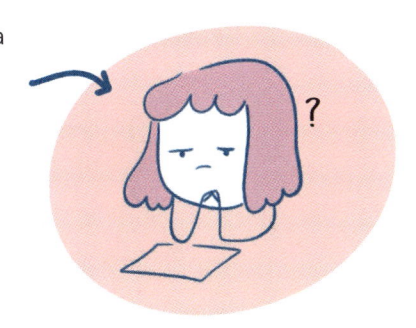

Cuando llego tarde, me disculpo, pero también explico por qué llego tarde. No digo que me perdí en un laberinto sobre la historia de los fideos en internet, sino que confieso que se me dificulta tener conciencia del tiempo.

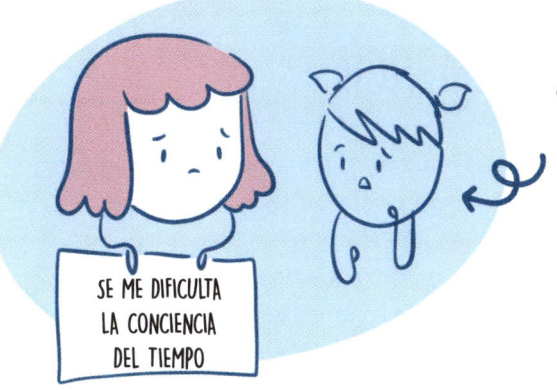

SE ME DIFICULTA LA CONCIENCIA DEL TIEMPO

Manejar

RASGOS DEL **TDAH** COMO LA PROPENSIÓN
A LA **DISTRACCIÓN**, LA **INATENCIÓN** Y LA **IMPULSIVIDAD**
PUEDEN AFECTAR EL **MANEJO**.

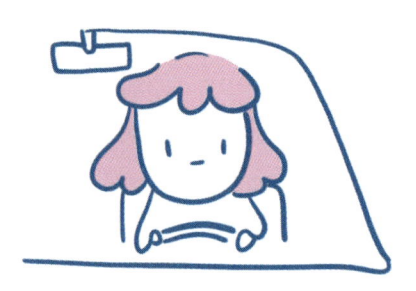

MI EXPERIENCIA

Para mí, conducir un coche puede ser extraordinariamente agobiante o un auténtico placer. Cuando manejo por la ciudad y debo tener cuidado con las señales, las bicicletas y los peatones, pronto me puedo poner muy ansiosa. Si a eso le sumamos que hay alguien en el coche conmigo o un GPS dándome instrucciones verbales, me siento completamente perdida. Pero al mismo tiempo, mi cerebro impulsivo piensa que conducir rápido (con seguridad) por una autopista vacía es una de las cosas más satisfactorias del mundo.

... PODEMOS TENER **PROBLEMAS** PARA
PRESTAR ATENCIÓN A LAS **SEÑALES DE TRÁFICO**

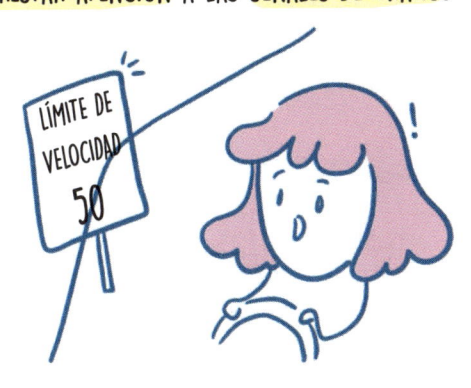

... PODEMOS **DISTRAERNOS FÁCILMENTE**, EN ESPECIAL
DURANTE **VIAJES LARGOS**...

... NUESTRA **LUCHA** POR **REGULAR NUESTRAS EMOCIONES**
PUEDE LLEVARNOS A TENER RABIA MIENTRAS CONDUCIMOS...

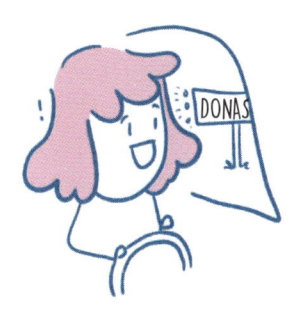

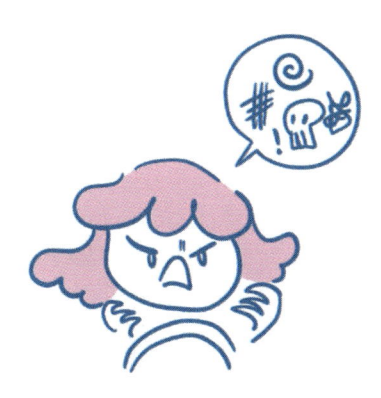

... PODEMOS **TENER PROBLEMAS** PARA CONCENTRARNOS EN LA CARRETERA CUANDO ALGUIEN ESTÁ **HABLANDO** CON NOSOTROS

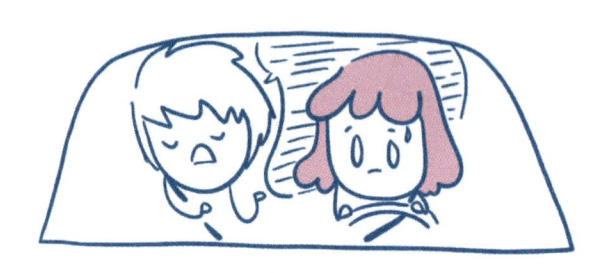

LAS PERSONAS CON **TDAH** TENEMOS **MAYOR RIESGO DE RECIBIR MULTAS DE TRÁFICO**

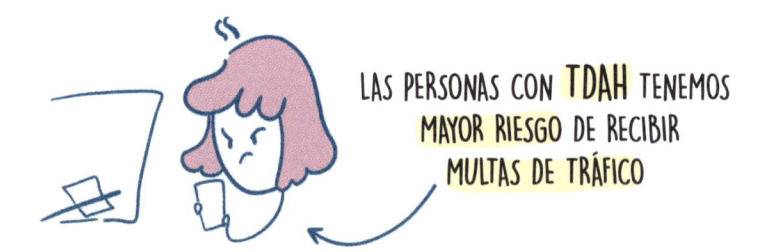

... Y DE TENER **ACCIDENTES.**

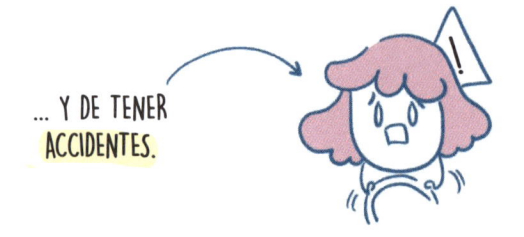

MI CONSEJO

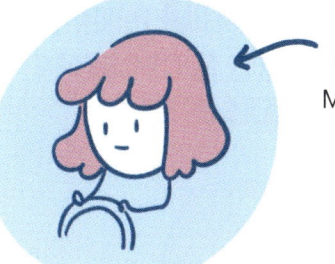

Intento reducir todas las distracciones cuando manejo. Mantengo el teléfono, la comida y cualquier cosa interesante fuera de mi alcance para concentrarme en la carretera.

Desde que me diagnosticaron TDAH, no dudo en decirles a mis pasajeros que a veces necesito silencio para concentrarme en la carretera.

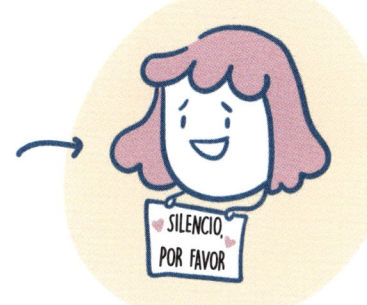

SILENCIO, POR FAVOR

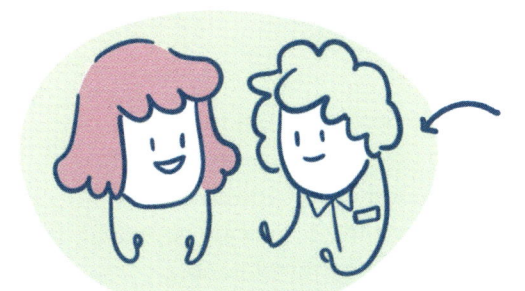

Consulté a un terapeuta para tratar mi ansiedad al volante. Los ejercicios de TCC fueron muy eficaces para ayudarme a sentir más segura al manejar.

Textear

LAS **PERSONAS CON** TDAH ENFRENTAN
VARIAS DIFICULTADES AL COMUNICARSE
POR **MENSAJES DE TEXTO**...

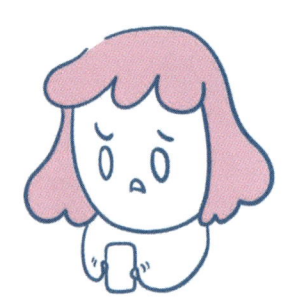

MI EXPERIENCIA

La comunicación es un gran reto para mí, sobre todo los mensajes de texto. Cuando recibo un mensaje de texto intento responder lo antes posible, porque si no lo hago sé que es muy probable que lo olvide por completo (¡sí, aunque haya una notificación de color rojo brillante en mi teléfono!).

PODEMOS OLVIDAR RESPONDER LOS MENSAJES E IGNORAR ACCIDENTALMENTE A ALGUIEN DURANTE SEMANAS...

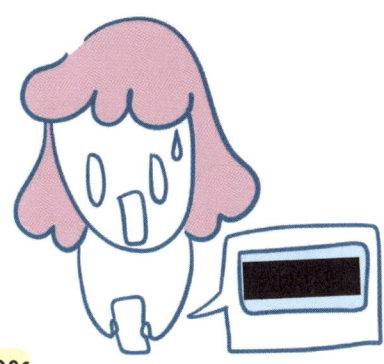

PODEMOS SENTIRNOS RECHAZADOS POR UN SIMPLE MENSAJE...

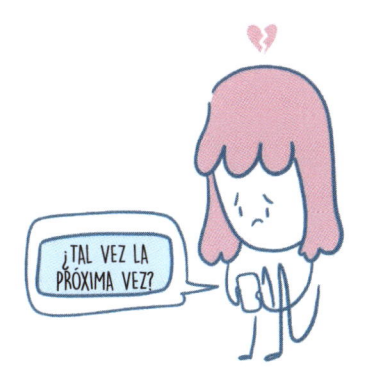

¡TAL VEZ LA PRÓXIMA VEZ?

PODEMOS INTERRUMPIR LO QUE ESTAMOS HACIENDO PARA RESPONDER AL INSTANTE Y EVITAR QUE MÁS TARDE SE NOS OLVIDE...

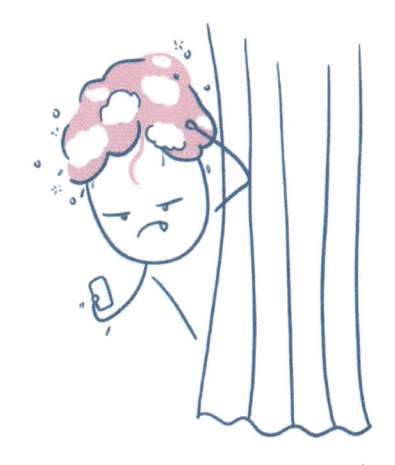

PODEMOS **HIPERCONCENTRARNOS** EN UNA **CONVERSACIÓN** Y ENVIAR EL **MENSAJE MÁS LARGO...**

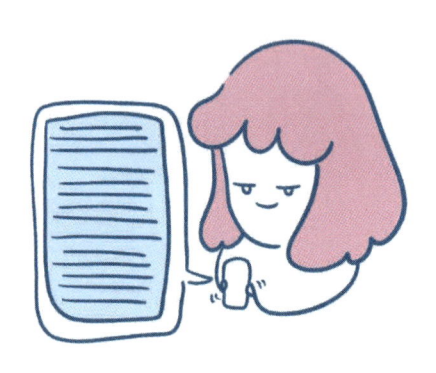

O **SEGUIR NUESTROS PENSAMIENTOS ACELERADOS** Y ENVIAR MUCHOS PEQUEÑOS MENSAJES

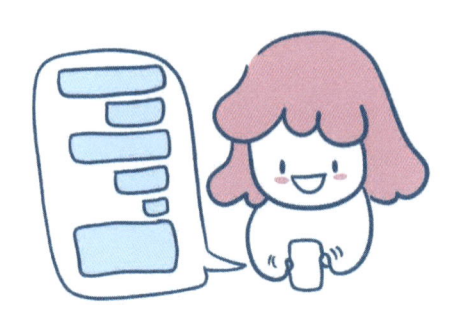

MI CONSEJO

Cuando olvido responder un mensaje de texto, trato de decir la verdad. Desde que me diagnosticaron, he intentado explicar mis dificultades. Siempre me sorprende ver lo comprensiva que es la gente cuando simplemente les digo la verdad.

Si sé que no puedo responder un mensaje de texto inmediatamente, envío algo como "Recibí tu mensaje. Te responderé en cuanto pueda", y fijo un recordatorio para más tarde.

LO SIENTO, LO OLVIDÉ

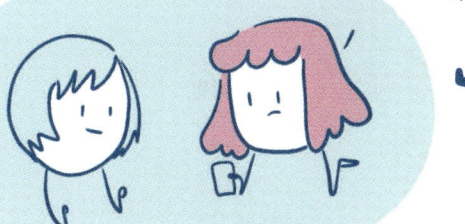

Para asegurarme de que no olvidaré responder un mensaje, cada noche me tomo unos minutos para repasarlos todos. Si no me dan ganas de contestar en ese momento, programo un recordatorio para el día siguiente.

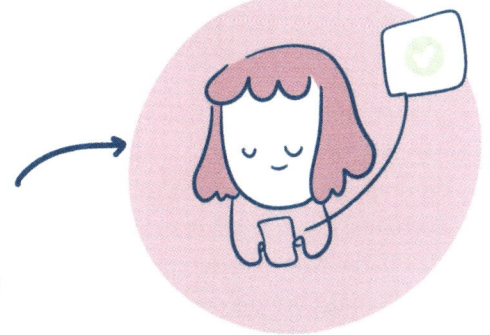

En el trabajo

LOS **SÍNTOMAS DEL TDAH** TIENEN UN IMPACTO EN TODOS LOS ÁMBITOS DE LA VIDA, INCLUIDO EL **TRABAJO**

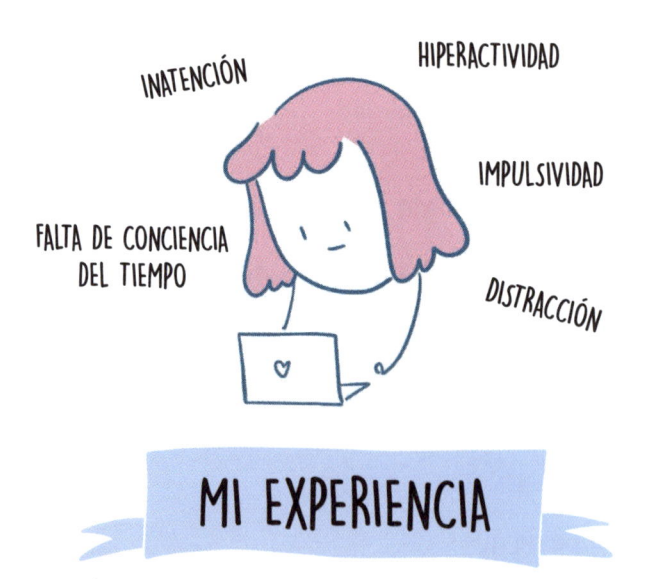

INATENCIÓN

HIPERACTIVIDAD

IMPULSIVIDAD

FALTA DE CONCIENCIA DEL TIEMPO

DISTRACCIÓN

MI EXPERIENCIA

He tenido muchos trabajos, y mis síntomas de TDAH siempre estuvieron presentes en cada uno de ellos. Como recepcionista de un hotel, me aterraba guiar a los huéspedes con instrucciones verbales, porque resultaba confuso, incluso cuando era yo quien las daba. Como redactora independiente, con frecuencia tenía problemas con mis clientes porque cometía demasiados errores.

PUEDE PROVOCAR QUE SE NOS DIFICULTE ORGANIZARNOS

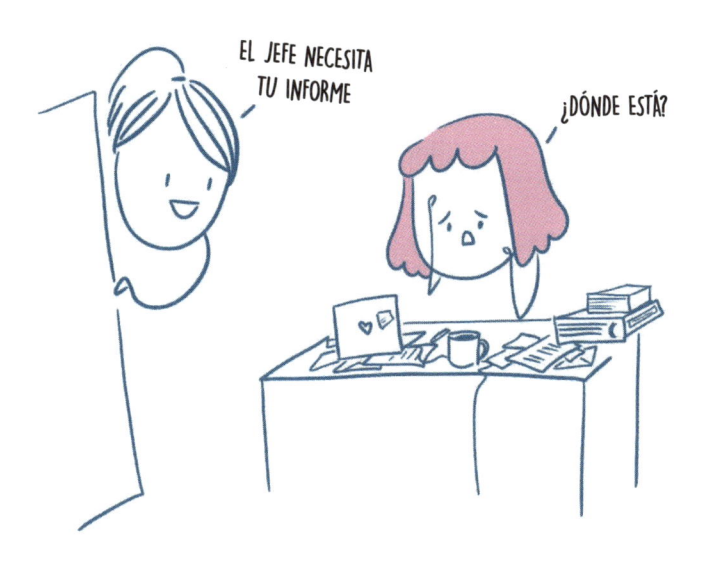

PODEMOS ABURRIRNOS RÁPIDO CON TAREAS REPETITIVAS

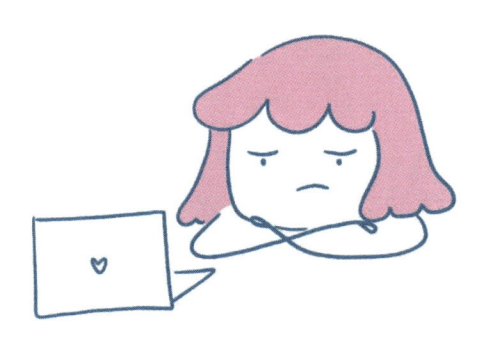

PODEMOS **CONFUNDIRNOS** CON **INSTRUCCIONES VERBALES**...

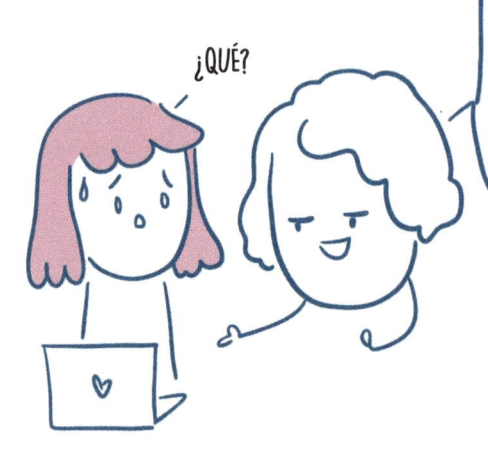

PERO TAMBIÉN NOS **ENTUSIASMAMOS CON NUEVOS PROYECTOS**

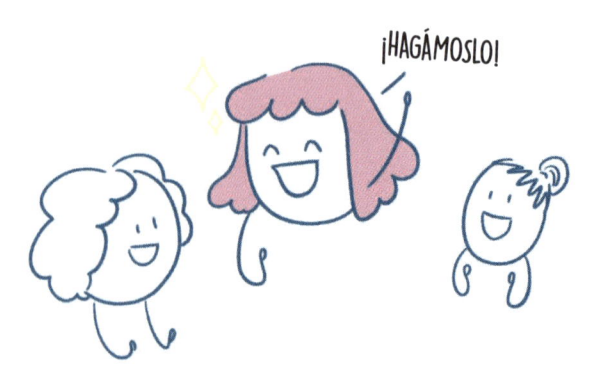

... ¡Y APRENDEMOS RÁPIDAMENTE CUANDO ALGO NOS INTERESA!

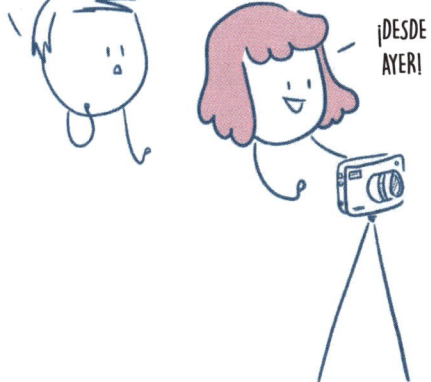

¿DESDE CUÁNDO SABES TOMAR FOTOGRAFÍAS DE PRODUCTOS?

¡DESDE AYER!

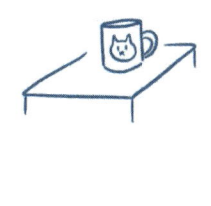

MI CONSEJO

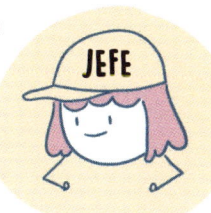

Incluso antes de mi diagnóstico, solía pedir ciertas adaptaciones sin darme cuenta de que era una forma de compensar mis síntomas de TDAH. Por ejemplo, con frecuencia pedía un documento escrito para instrucciones esenciales.

Convertirme en redactora independiente y luego en creadora de contenidos fue una de mis mejores decisiones. Aunque es bastante estresante, me permite aprovechar mis repentinos brotes de motivación e inspiración y, al mismo tiempo, darme el tiempo para hacer otras cosas.

Papeleo

A MUCHA GENTE LE DISGUSTA LIDIAR CON EL PAPELEO. PERO PARA LAS PERSONAS CON TDAH PUEDE SER UNA VERDADERA PESADILLA

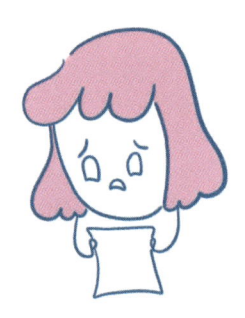

MI EXPERIENCIA

Odio el papeleo. Siempre lo he odiado. Tengo correo sin abrir por todas partes, espero hasta el último momento para pagar las cuentas y me pierdo cada vez que tengo que hacer trámites administrativos. Todas estas cosas son absolutamente abrumadoras, y mentiría si te dijera que nunca he llorado de frustración cuando intento llenar un formulario oficial.

EL PAPELEO CON TDAH PUEDE
PARECERSE A... TENER UNA ENORME
PILA DE CORREO SIN ABRIR...

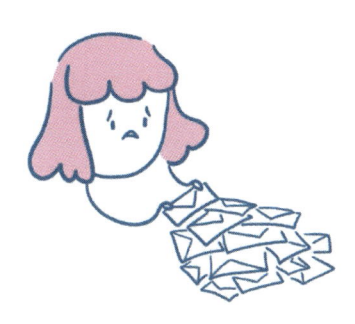

LIDIAR CON LAS TAREAS
ADMINISTRATIVAS EN LÍNEA...

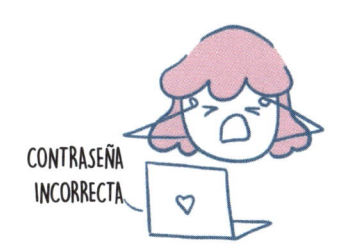

CONTRASEÑA
INCORRECTA

... OLVIDARSE DE PAGAR LAS CUENTAS
(INCLUSO CUANDO SE TIENE EL DINERO)
...

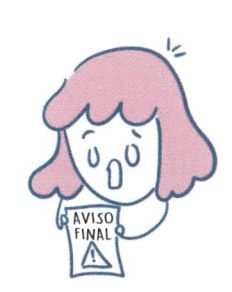

AVISO
FINAL

CAYENDO EN LA ESPIRAL DE LA ==EVASIÓN ADMINISTRATIVA==...

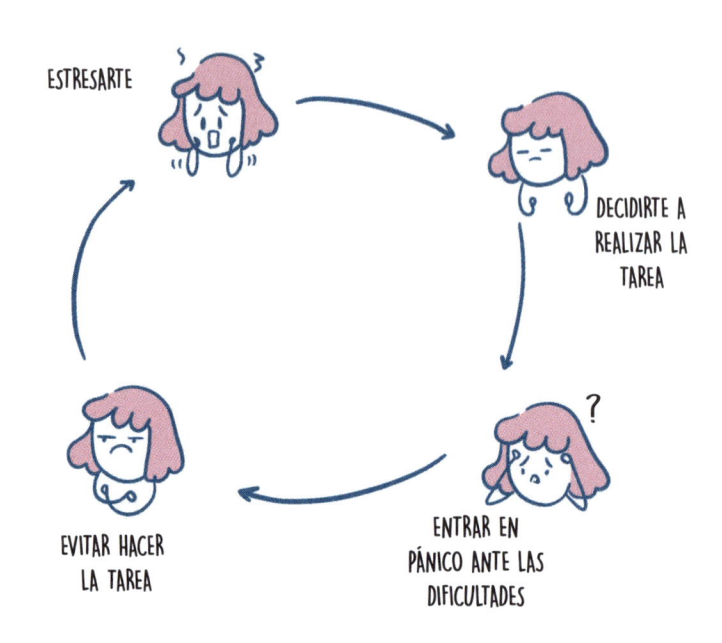

ESTRESARTE

DECIDIRTE A REALIZAR LA TAREA

?

ENTRAR EN PÁNICO ANTE LAS DIFICULTADES

EVITAR HACER LA TAREA

ES FÁCIL, SOLO TIENES QUE IR A TU CUENTA EN LÍNEA, DESCARGAR EL FORMULARIO 67×P01, LLENARLO, IMPRIMIRLO Y TRAERLO EL JUEVES ENTRE LAS 14 Y LAS 16 HORAS.

SENTIRTE ==ABRUMADO== POR "SIMPLES" ==PROCESOS ADMINISTRATIVOS==...

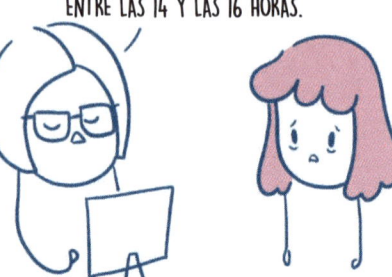

MI CONSEJO

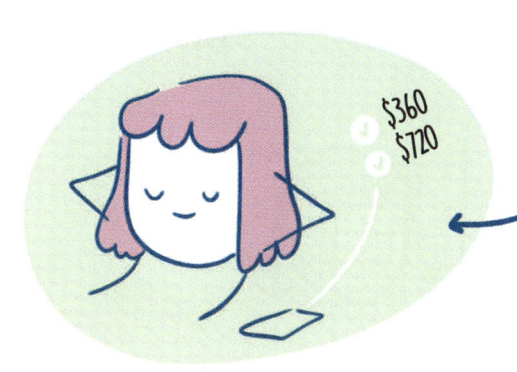

Después de pagar otro recargo por haberme retrasado en el pago, decidí automatizar todas mis cuentas. Me llevó algún tiempo, pero ahora sé que todo está pagado sin que yo tenga que hacer nada.

A menudo pido ayuda cuando siento que no puedo hacerlo sola. Que un amigo me ayude a entender cómo pagar mis impuestos o llenar una solicitud de alquiler siempre me facilita las cosas.

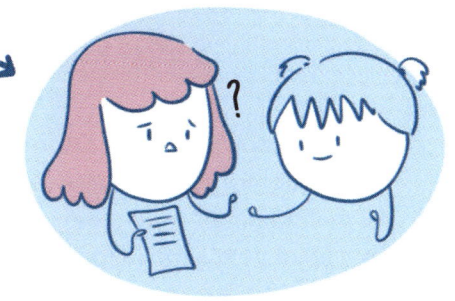

Fechas límite

LOS **PLAZOS** SON TODO UN **RETO** PARA LOS **CEREBROS** CON **TDAH**...

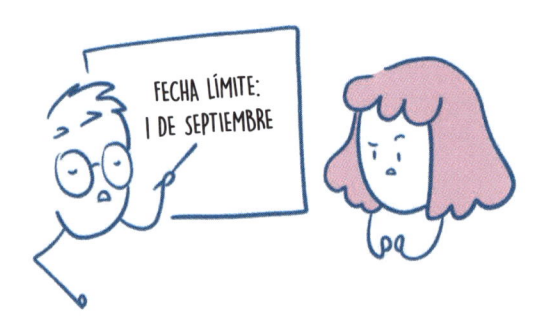

MI EXPERIENCIA

Soy terrible con los plazos. Cuando tengo una fecha límite que se cumple dentro de varios días, siento que tengo todo el tiempo del mundo para ocuparme de la tarea. Y, por supuesto, solo me doy cuenta de que no lo logré justo antes de la fecha. Este rasgo solía tener un gran efecto en mi vida profesional.

COMO TENDEMOS A PERCIBIR EL TIEMPO DE MANERA DIFERENTE...

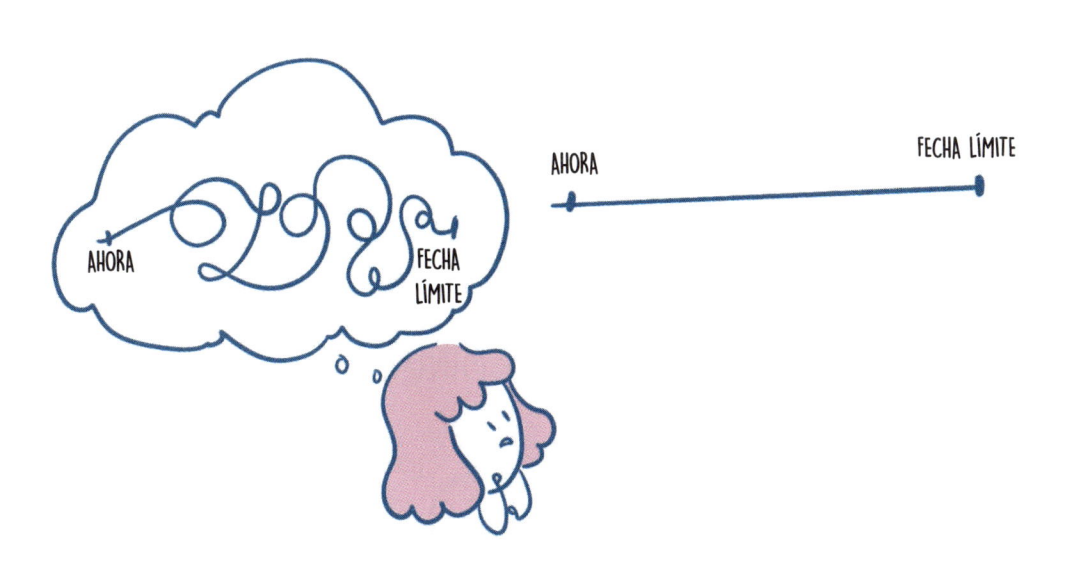

... PODEMOS ESFORZARNOS POR PLANIFICAR...

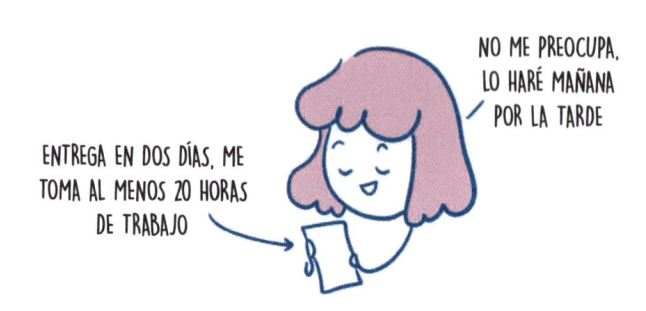

... Y ACABAMOS CORRIENDO PARA CUMPLIR CON LOS PLAZOS EN EL ÚLTIMO MINUTO...

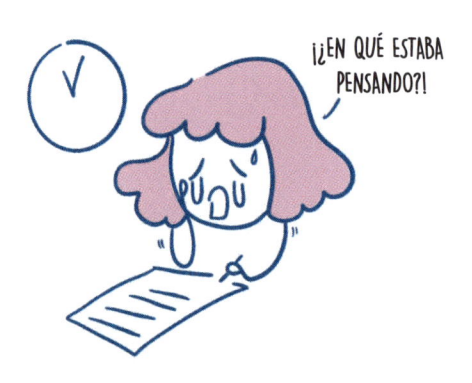

MI CONSEJO

Siempre divido mi trabajo en pequeñas tareas más manejables. Por ejemplo, si la primera tarea es escribir un correo electrónico, pero tengo problemas para empezar, a veces me fijo como objetivo tan solo escribir el asunto del correo. Al facilitar el inicio de las tareas, respeto mejor los plazos.

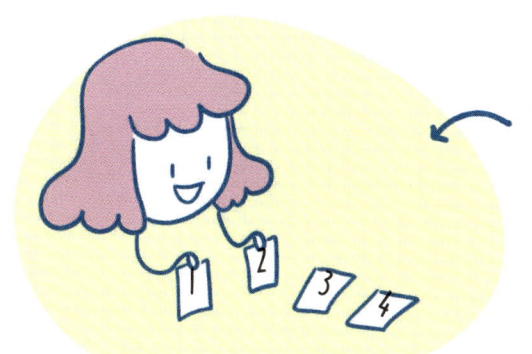

Cuando tengo que trabajar para cumplir un plazo, creo una herramienta de seguimiento visual. Puede ser algo tan sencillo como dibujar una flecha con pasos en un trozo de papel, o una tabla en un pizarrón, pero me permite entender mejor mis progresos.

Trabajar por partes siempre me ayuda a empezar cuando me siento abrumada por la cantidad de trabajo que tengo. Te contaré más sobre esto en la última parte del libro.

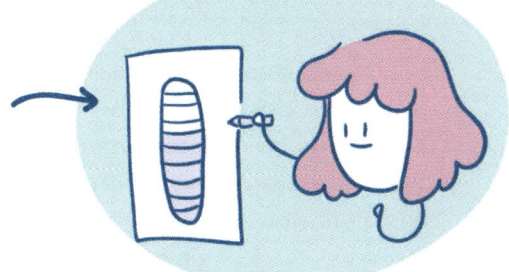

Compra de alimentos

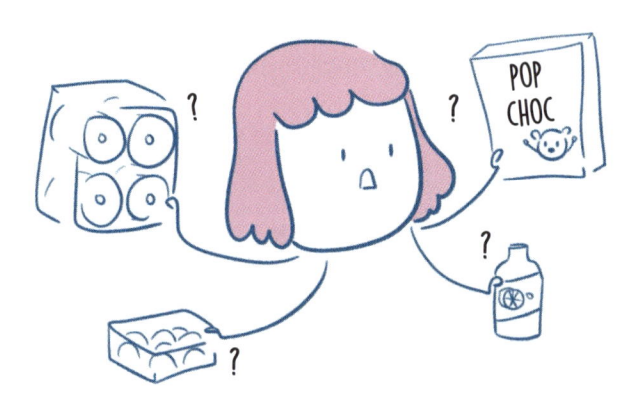

ES **DIFÍCIL RECORDAR** LO QUE **NECESITAS COMPRAR** PORQUE **NO HICISTE UNA LISTA**

POP CHOC

MI EXPERIENCIA

Comprar alimentos podría ser una de las tareas diarias que más se ven afectadas por mi TDAH. Incluso con una lista, suelo distraerme y olvidar cosas importantes. Siempre compro cosas nuevas y extravagantes que no necesito, y puedo pasarme horas buscando algo en los pasillos de las tiendas, aunque lo tenga delante de las narices.

... O PORQUE **OLVIDASTE**
TU **LISTA**

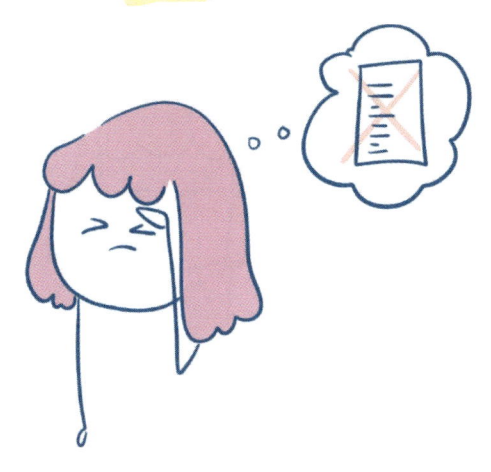

PUEDES SENTIRTE **ABRUMADO**
POR LA **GRAN** CANTIDAD DE
ESTÍMULOS SENSORIALES...

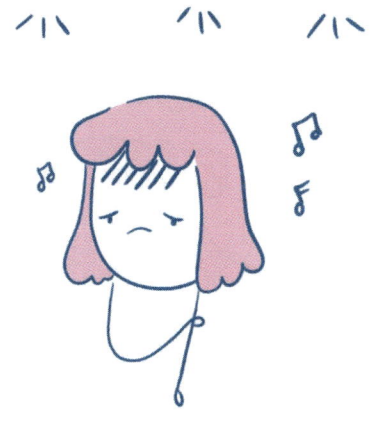

... TENER **DIFICULTAD PARA ELEGIR**
ENTRE DOS COSAS...

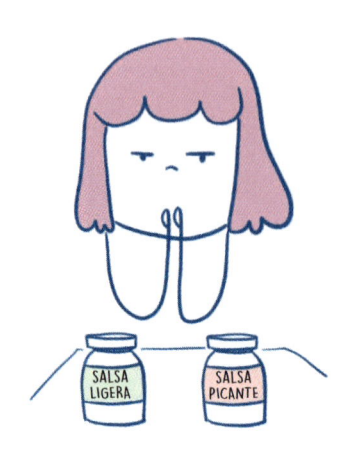

... O **COMPRAR POR IMPULSO** COSAS
QUE NO NECESITAS

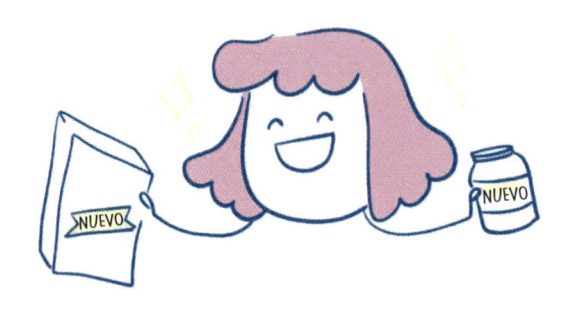

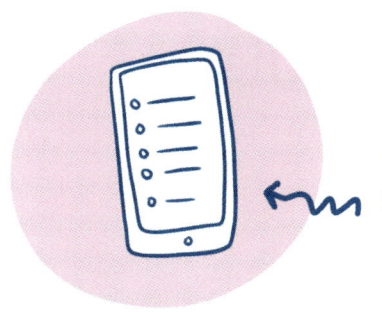

Soy mucho más eficiente a la hora de comprar alimentos desde que sustituí las notas por listas de verificación. Acabo de hacer una lista en mi teléfono con todos los productos que adquiero a menudo, y ahora puedo usarla cada vez que voy a comprar algo. La perfecciono cada vez, así que va mejorando y es más detallada.

Pedir el súper a domicilio me salva la vida. Antes me sentía mal por no hacerlo yo misma, pero ahora eso me ayuda a no olvidar nada y a organizarme mejor en casa.

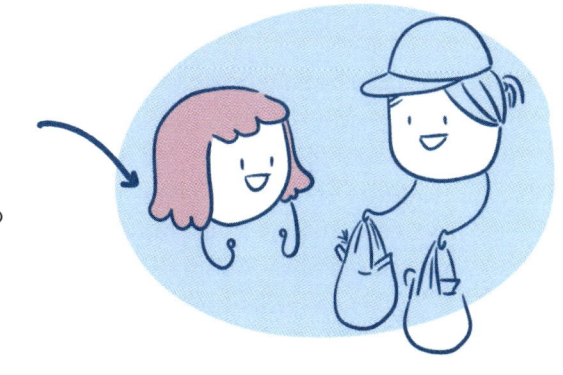

Pasatiempos

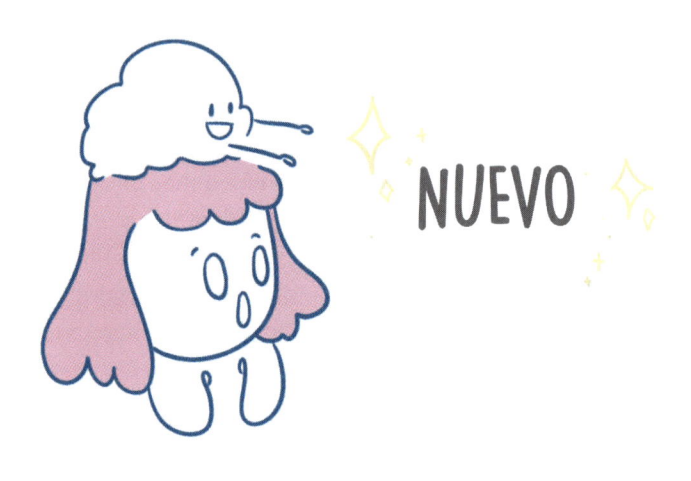

NUEVO

MI EXPERIENCIA

Siempre he saltado de un pasatiempo a otro. Cuando me topé con un video de YouTube sobre patines, casi de inmediato pedí un par por internet. Los usé todos los días durante dos semanas y, desde entonces, no han vuelto a ver la luz del día. Al crecer, recuerdo que me sentía muy mal por ser tan "inconsistente" con mis pasatiempos. Ahora tiendo a aceptarlo mejor porque sé que es un rasgo muy común en las personas con TDAH.

POR ESO MUCHAS PERSONAS CON **TDAH** FRECUENTEMENTE AFIRMAN QUE SE DEDICAN A NUEVOS PASATIEMPOS

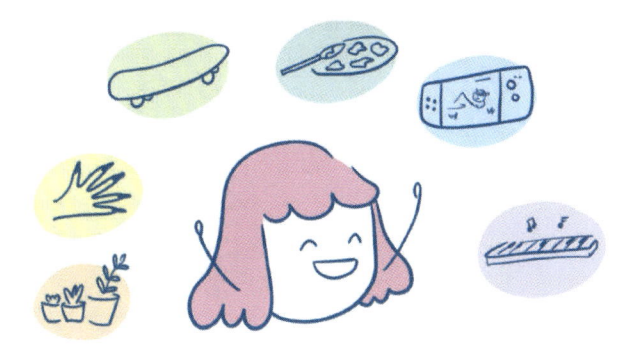

PERO COMO NUESTRO CEREBRO ES PROPENSO AL ABURRIMIENTO... TAMBIÉN SOLEMOS DESINTERESARNOS MUY RÁPIDO DE ESTOS PASATIEMPOS.

PROYECTO SIN TERMINAR

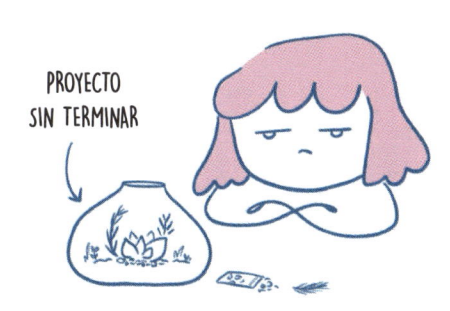

OTRAS PERSONAS A MENUDO ==MALINTERPRETAN== ESTE COMPORTAMIENTO

¿POR QUÉ DEJASTE DE PINTAR?
TENÍAS TANTO TALENTO...

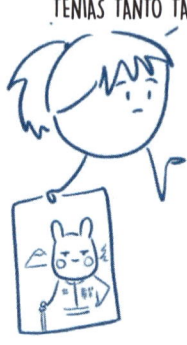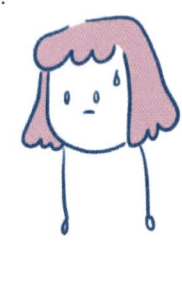

Y SER ==INCOMPRENDIDO== PUEDE
PROVOCAR ==VERGÜENZA==

¿POR QUÉ NO PUEDO PERSEVERAR EN NADA?

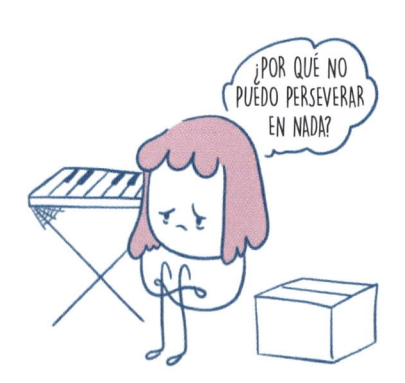

PERO GRACIAS A ESTE RASGO, LAS ==PERSONAS CON TDAH== SUELEN TENER MUCHOS ==CONOCIMIENTOS== SOBRE ==DIVERSOS TEMAS==

SOY VIDRIERO

¡ESO ES IMPRESIONANTE! TOMÉ UNA CLASE DE FABRICACIÓN DE VIDRIO UNA VEZ

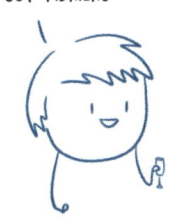

MI CONSEJO

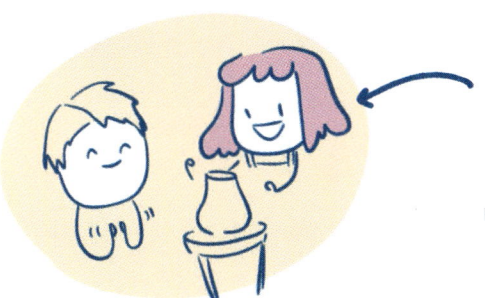

Cuando encuentro un nuevo pasatiempo, me gusta buscar un club o clases a las que inscribirme. Me ayuda a sentirme más responsable y a no rendirme demasiado rápido.

Si pierdo el interés por un pasatiempo que me gustaba, vendo o dono los materiales que compré. Así no me siento mal por acumular cosas que ya no uso.

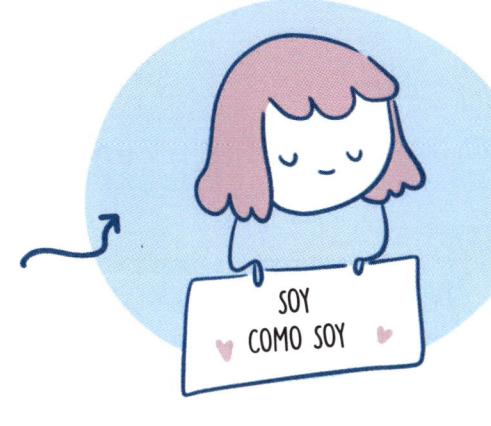

SOY
COMO SOY

Ejercicio

CON FRECUENCIA ESCUCHAMOS
QUE EL EJERCICIO ES BUENO
PARA EL CEREBRO CON TDAH

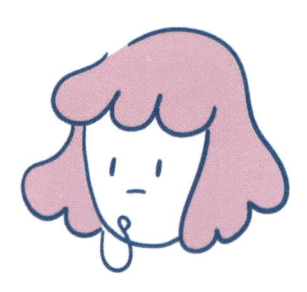

MI EXPERIENCIA

Para mí, hacer ejercicio puede ser agradable o una tortura.
Practicar un deporte que me gusta, como el bádminton, es genial
para divertirme y liberar algo de energía. Pero intentar seguir una
rutina de algo que me parece aburrido (como correr)
es casi imposible.

... ES PORQUE EL EJERCICIO TIENE UN IMPACTO POSITIVO EN ALGUNAS SUSTANCIAS QUÍMICAS DE NUESTRO CEREBRO...

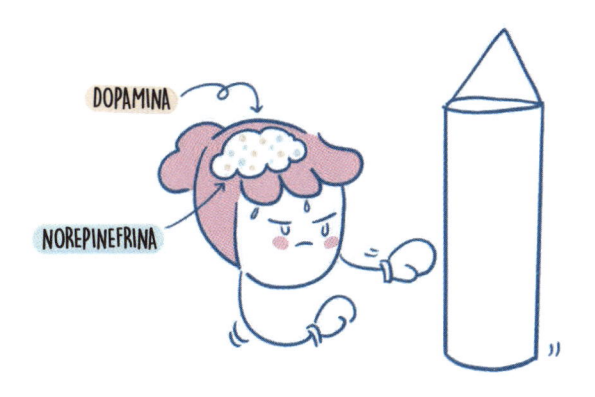

DOPAMINA

NOREPINEFRINA

... ALGUNOS ESPECIALISTAS CREEN QUE ESTAS SUSTANCIAS QUÍMICAS DESEMPEÑAN UN PAPEL EN LO QUE HACE QUE LOS CEREBROS CON TDAH SEAN DIFERENTES

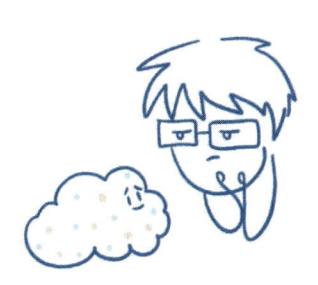

... PERO HACER EJERCICIO TAMBIÉN PUEDE SER UN RETO PARA LAS PERSONAS CON TDAH

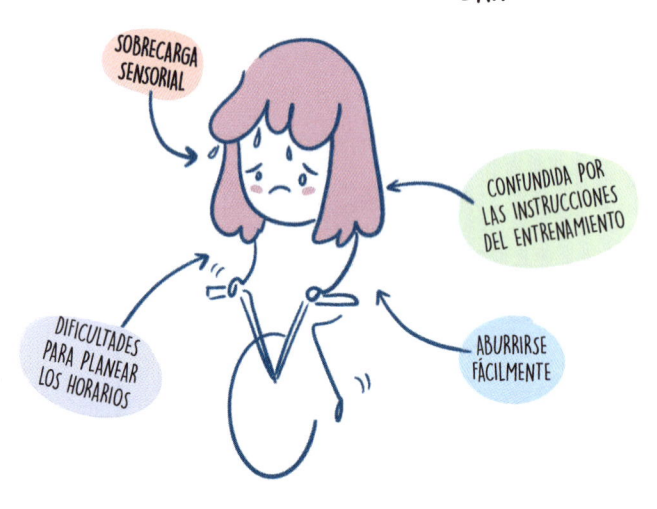

SOBRECARGA SENSORIAL

CONFUNDIDA POR LAS INSTRUCCIONES DEL ENTRENAMIENTO

DIFICULTADES PARA PLANEAR LOS HORARIOS

ABURRIRSE FÁCILMENTE

LA CLAVE ES HACER ALGO QUE TE GUSTE DE VERDAD

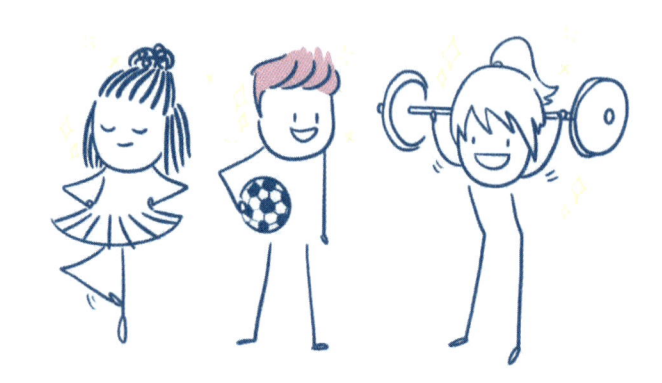

MI CONSEJO

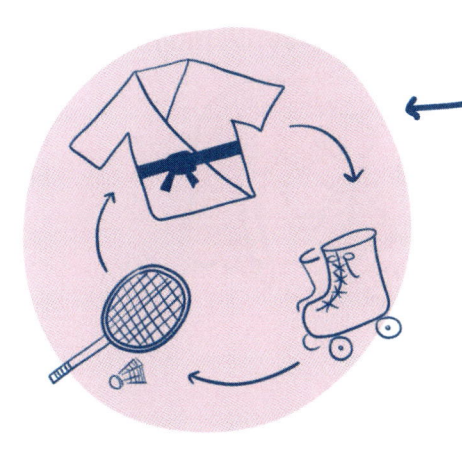

Ahora, acepto que necesito cambiar de actividad a menudo para disfrutar el ejercicio. Por supuesto, mi dificultad de ser constante podría impedirme alcanzar el cinturón negro en jiu-jitsu, pero al menos puedo experimentar con muchos deportes diferentes.

En cuanto a las actividades físicas, ya no me obligo a hacer cosas que no me gustan. Prefiero hacer algo divertido (como bailar mi canción favorita del momento) y acabo olvidando que eso cuenta como ejercicio.

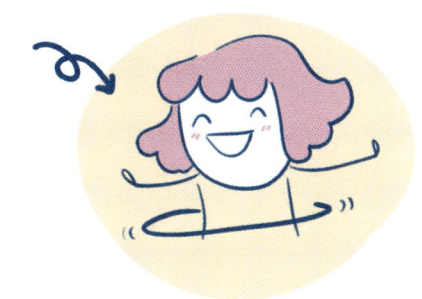

Orden y limpieza

MUCHAS PERSONAS CON **TDAH** TIENDEN A SER UN POCO **DESORDENADAS**

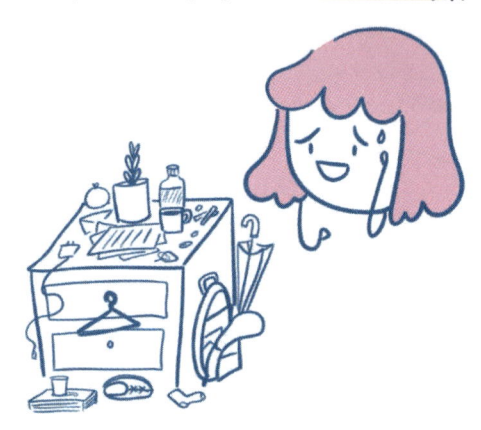

MI EXPERIENCIA

Mantener mi casa ordenada es todo un reto. En el lapso de un día, mi casa puede convertirse en un caos si no tengo cuidado. Por eso trato constantemente de recoger las cosas que tengo esparcidas por todas partes. Pero en cuanto estoy demasiado cansada o desmotivada para hacerlo (algo que me pasa muy a menudo), me siento abrumada por la cantidad de cosas que hay tiradas por todas partes.

NUESTROS ESPACIOS PUEDEN VOLVERSE
BASTANTE CAÓTICOS Y ESO NOS AVERGÜENZA
UN POCO

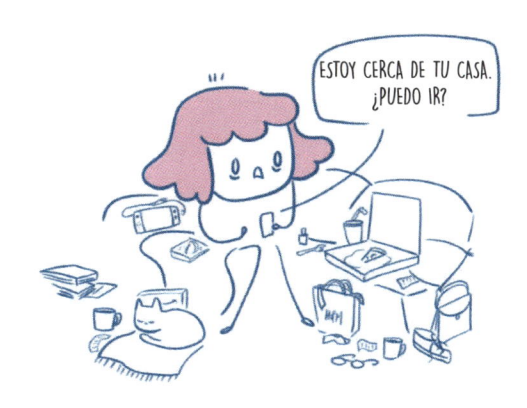

ORDENAR PUEDE RESULTAR ABRUMADOR
PARA NUESTRO CEREBRO CON TDAH, YA QUE SE
NOS DIFICULTA PRIORIZAR LAS TAREAS

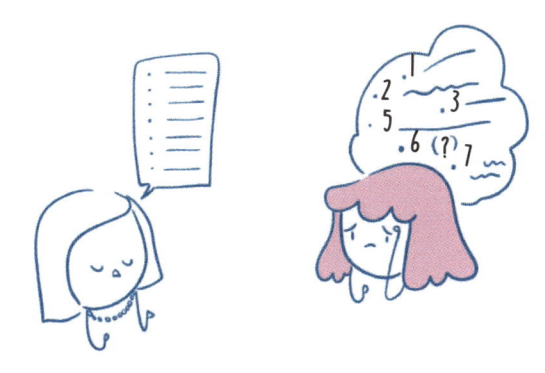

Y NOS DISTRAEMOS FÁCILMENTE EN EL PROCESO...

¡MIS ÚTILES DE BORDADO!

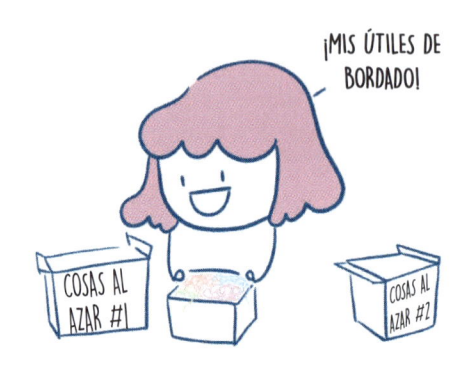

PERO VIVIR EN UN AMBIENTE CAÓTICO AUMENTA ALGUNOS PROBLEMAS DEL TDAH...

¡¿DÓNDE ESTÁ MI TELÉFONO?!

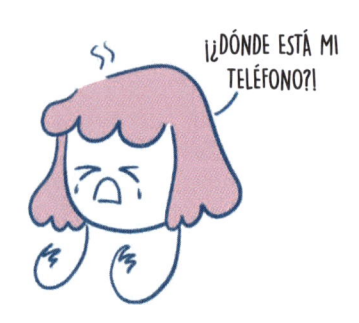

MI CONSEJO

Algo de lo mejor que puedo hacer para que mi entorno sea manejable es no comprar demasiadas cosas para no abarrotarlo todo.

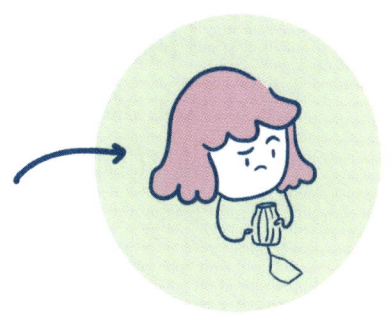

Intento dedicar al menos 10 minutos al día a ordenar mi casa.

Con mucha frecuencia, invito gente a casa. ¡Sé que eso me motiva a ordenar y limpiar mi casa antes de que lleguen mis invitados!

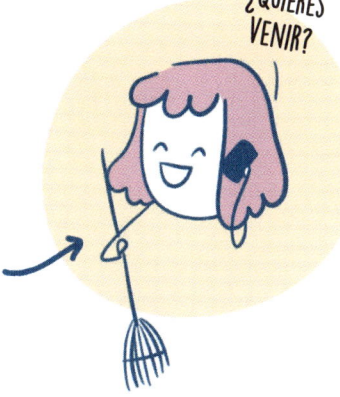

¿QUIERES VENIR?

Citas

EL **TDAH** AFECTA MUCHOS ASPECTOS **SOCIALES** DE NUESTRA VIDA, COMO LAS **CITAS**...

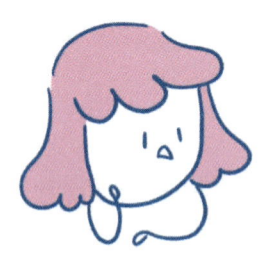

MI EXPERIENCIA

Las citas me ponen nerviosa. Sé que es un reto para todo el mundo, pero para mi cerebro con TDAH es otro nivel. Algunos de mis síntomas, como perder el hilo durante las conversaciones o interrumpir a la gente, son especialmente difíciles de controlar cuando estoy estresada. Siempre me siento abrumada o aburrida durante una cita.

... AUNQUE NOS GUSTE ALGUIEN, NUESTRO CEREBRO CON TDAH PUEDE DESCONECTARSE DURANTE UNA CONVERSACIÓN...

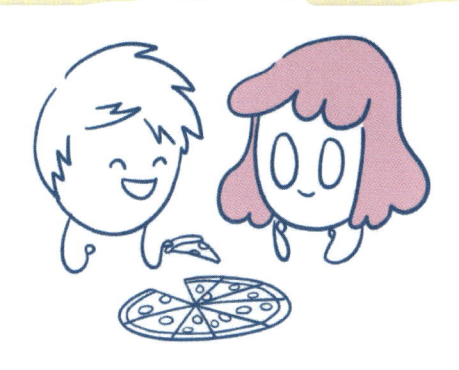

... PODEMOS DISTRAERNOS CON MUCHAS COSAS...

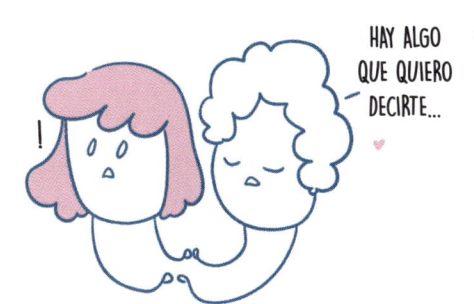

... PODEMOS ENAMORARNOS MUY RÁPIDO...

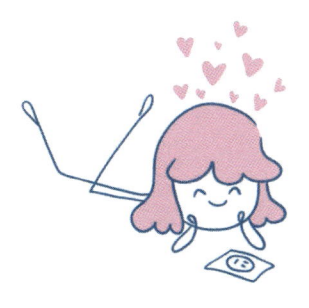

...Y NO PODEMOS PENSAR
EN OTRA COSA...

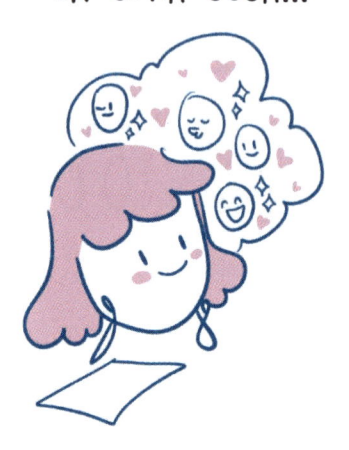

... O ABURRIRNOS DE UN AMOR TAN
RÁPIDO COMO NOS ENAMORAMOS...

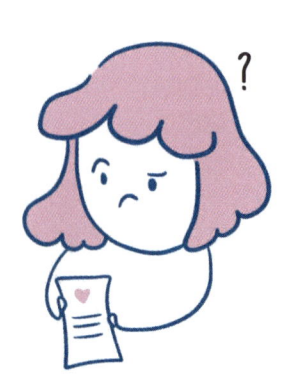

MI CONSEJO

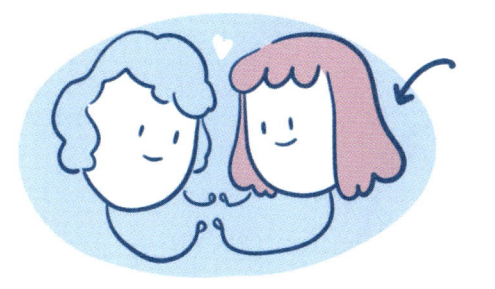

Me reconforta ver ejemplos de personas con TDAH que tienen relaciones estupendas. Eso demuestra que, aunque el TDAH dificulta las cosas, sí es posible tenerlas.

La baja autoestima puede agravar nuestros problemas para salir con alguien. Antes de lanzarme de cabeza a las citas, trabajar en mi autoestima, sobre todo con terapia, me permitió sentirme más segura.

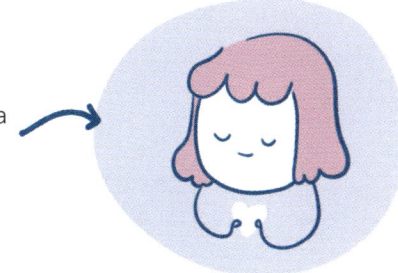

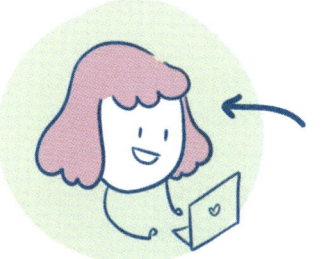

Hablar con otras personas con TDAH en internet me ayudó a sentirme menos sola cuando tuve que enfrentar experiencias desagradables en las citas.

Alcohol

LAS PERSONAS CON **TDAH** PUEDEN TENER
UNA RELACIÓN COMPLICADA CON EL **ALCOHOL**...

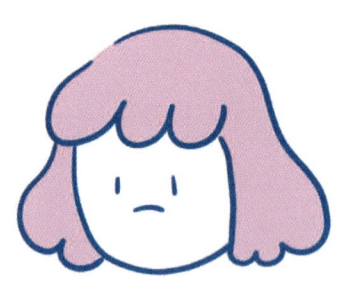

MI EXPERIENCIA

Como soy tímida y puedo ser socialmente torpe, me acostumbré a beber cuando me veía con amigos o gente nueva. Eso estaba bien hasta que la vida se volvió un poco más estresante y me di cuenta de que estaba desarrollando el hábito de beber todas las noches para calmar mis nervios. Como sé que tengo TDAH, ahora soy prudente con mi consumo de alcohol, porque sé que tengo más posibilidades de desarrollar una adicción.

COMO A VECES TENEMOS
ANSIEDAD SOCIAL...

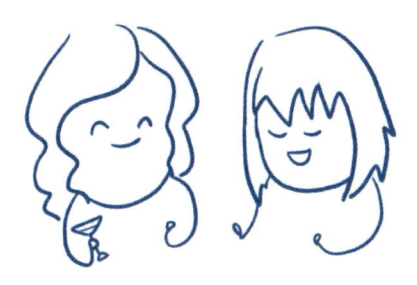

... LAS PERSONAS CON TDAH SOLEMOS BEBER
MÁS EN EVENTOS SOCIALES

PERO MEZCLAR ALCOHOL EN EXCESO CON
IMPULSIVIDAD PUEDE TENER CONSECUENCIAS
MUY NEGATIVAS

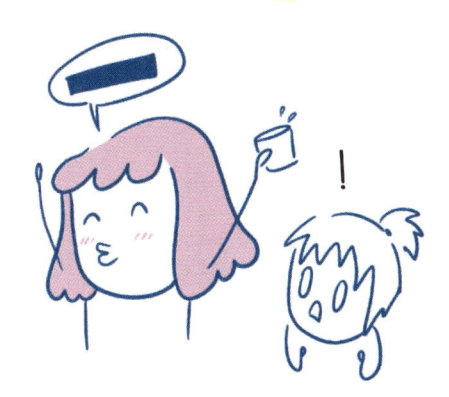

COMO MUCHAS PERSONAS CON TDAH
TAMBIÉN LUCHAN CON LA BAJA AUTOESTIMA
Y LA DEPRESIÓN...

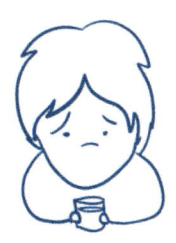

... EL ALCOHOL PUEDE PARECER
UNA FORMA EFICAZ DE ADORMECER
LAS EMOCIONES NEGATIVAS

PERO DEBEMOS SER CONSCIENTES DE QUE TENER TDAH AUMENTA
EL RIESGO DE...

TRASTORNO POR CONSUMO
DE ALCOHOL

CONSUMO TEMPRANO
DE ALCOHOL

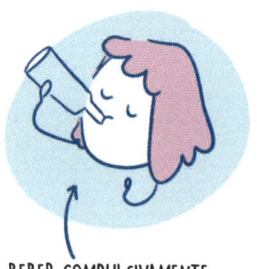
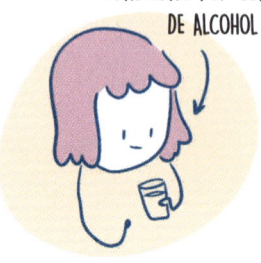
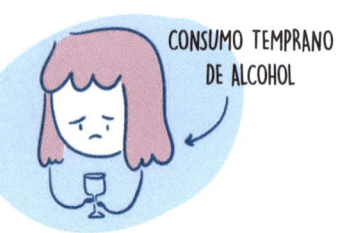

BEBER COMPULSIVAMENTE

SI CONSUMES ALCOHOL PARA REDUCIR
LA ANSIEDAD O PORQUE TU VIDA
TE PARECE ABURRIDA:

INTENTA COMPRENDER POR QUÉ BEBES.

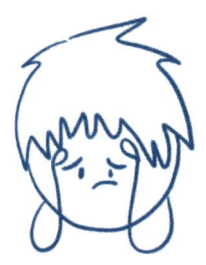
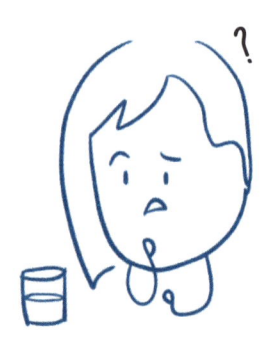

NO TE AVERGÜENCES.
MUCHAS PERSONAS CONSUMEN ALCOHOL
COMO AUTOMEDICACIÓN O COMO
MECANISMO DE SUPERVIVENCIA

SI PUEDES IDENTIFICAR TUS PATRONES,
TE RESULTARÁ MÁS FÁCIL ENCONTRAR SOLUCIONES.

MI CONSEJO

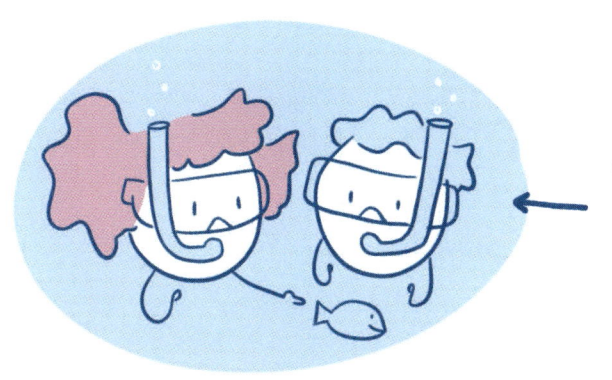

Con el fin de evitar depender del alcohol para sentirme segura durante las interacciones sociales, intento realizar actividades con amigos en las que el alcohol no sea una opción (como hacer deporte o visitar un museo).

La terapia, y en particular la TCC, me ayudó a comprender mis detonantes y a desarrollar mecanismos más sanos para enfrentar las situaciones.

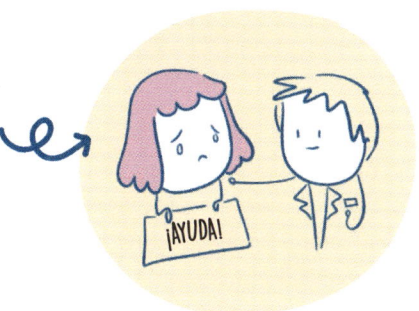

Cocinar la cena

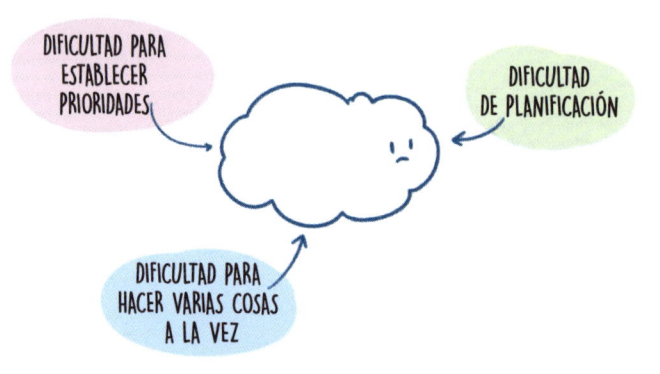

LOS CEREBROS CON **TDAH** SUELEN
TENER **DIFICULTADES** CON LAS
FUNCIONES EJECUTIVAS

DIFICULTAD PARA
ESTABLECER
PRIORIDADES

DIFICULTAD
DE PLANIFICACIÓN

DIFICULTAD PARA
HACER VARIAS COSAS
A LA VEZ

MI EXPERIENCIA

Me encanta cocinar, pero cocinar con TDAH es todo un reto. No recuerdo cuántas veces he estado a punto de quemar mi cocina porque olvidé que el horno estaba encendido. No se me da mal preparar platillos desde cero, pero seguir una receta específica, un pastel, por ejemplo, es casi imposible para mí.

ESTO PUEDE **REPERCUTIR** EN **MUCHOS ASPECTOS DE LA VIDA COTIDIANA...**

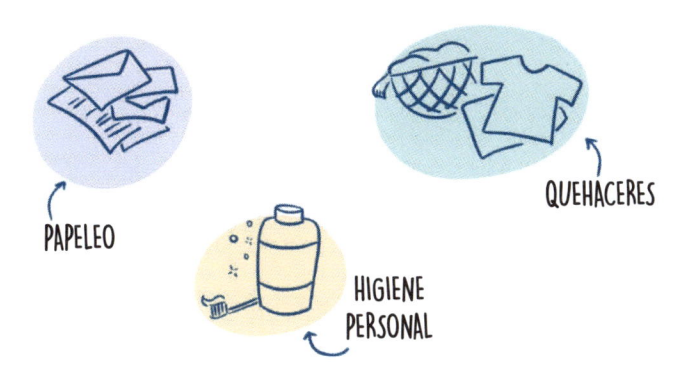

PAPELEO

HIGIENE PERSONAL

QUEHACERES

INCLUSO EN ALGO TAN SIMPLE COMO **COCINAR LA CENA**

PUES PUEDE **SER DIFÍCIL SEGUIR INSTRUCCIONES...**

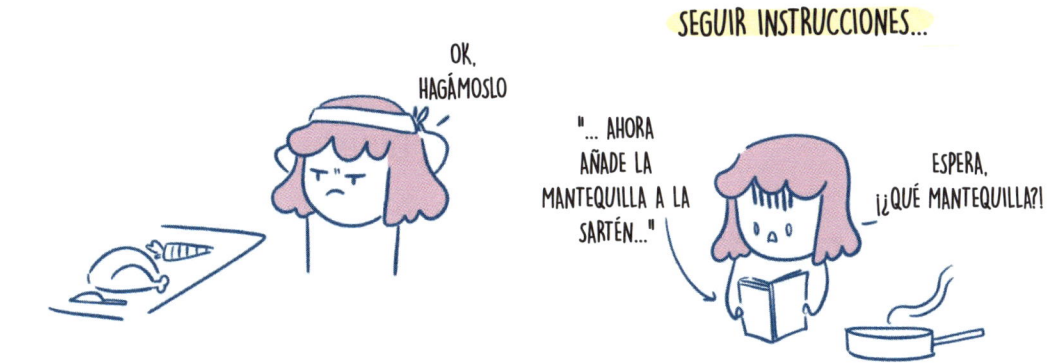

OK, HAGÁMOSLO

"... AHORA AÑADE LA MANTEQUILLA A LA SARTÉN..."

ESPERA, ¡¿QUÉ MANTEQUILLA?!

EL TDAH PUEDE DIFICULTAR LA GESTIÓN SIMULTÁNEA DE VARIAS TAREAS

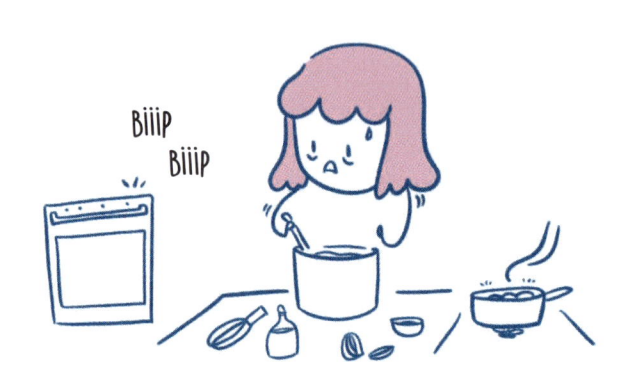

PUEDE HACER DIFÍCIL CONCENTRARSE EN LO CORRECTO...

¡PERO CON UN POCO DE PRÁCTICA, MÉTODOS INTELIGENTES Y AYUDA, LOS CEREBROS CON TDAH PUEDEN CONVERTIRSE EN EXCELENTES COCINEROS!

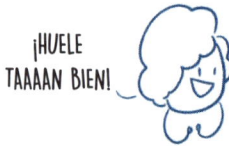

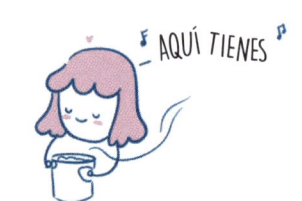

MI CONSEJO

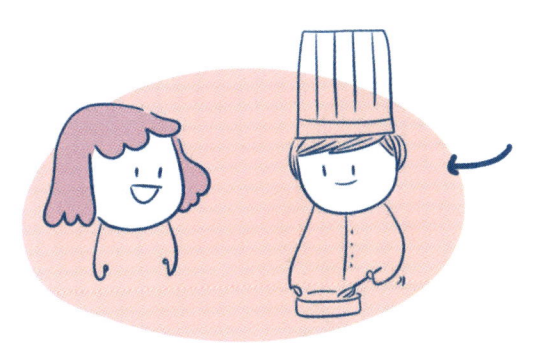

Tomé clases en línea para aprender técnicas básicas de cocina, lo que me ayudó a ganar confianza. Ahora puedo preparar platillos deliciosos sin tener que esforzarme por seguir una receta complicada.

Intento darme el tiempo para cocinar cuando se me antoja hacerlo y comer cosas prácticas cuando no quiero cocinar. Al tratar la cocina como un pasatiempo, y no como una tarea, la disfruto cada vez más.

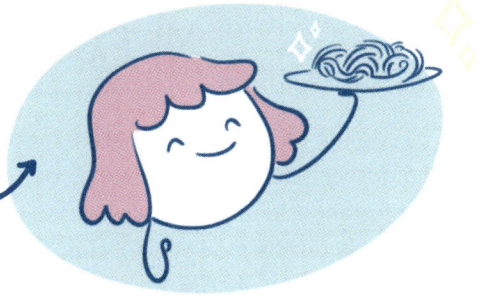

Atracones

¿SABÍAS QUE EL **TRASTORNO POR ATRACÓN** ES EL **MÁS FRECUENTE EN ESTADOS UNIDOS?**

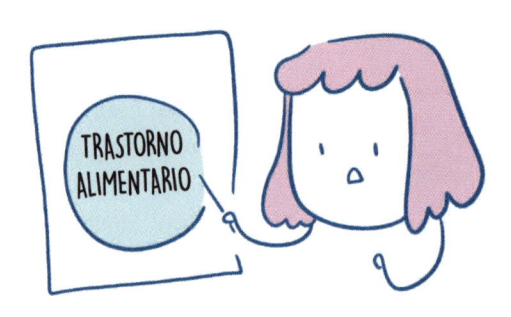

MI EXPERIENCIA

La comida es una forma fácil de recompensarme cuando tengo un día duro y me siento con niveles bajos de dopamina. Ya sea comida reconfortante de la alacena (léase: cereales del desayuno para la cena) o comida rápida a domicilio, siempre tengo comida disponible para alegrar el final de mi día. Pero este hábito de recurrir impulsivamente a la comida para sentirte mejor después de un largo día puede llevarme a una alimentación desordenada.

SEGÚN LA ASOCIACIÓN NACIONAL DE TRASTORNOS ALIMENTARIOS, EL TRASTORNO ALIMENTARIO DE ATRACONES SE CARACTERIZA POR:

COMER GRANDES CANTIDADES DE ALIMENTOS

EN PERIODOS CORTOS

EXPERIMENTAR VERGÜENZA, TRISTEZA O CULPA DESPUÉS

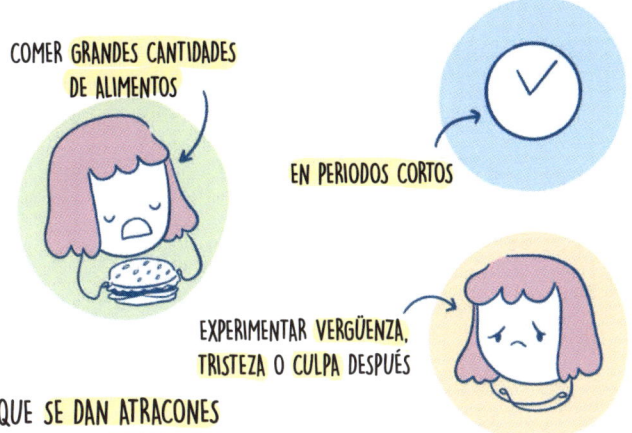

LAS PERSONAS QUE SE DAN ATRACONES SUELEN SENTIR QUE NO CONTROLAN LO QUE COMEN

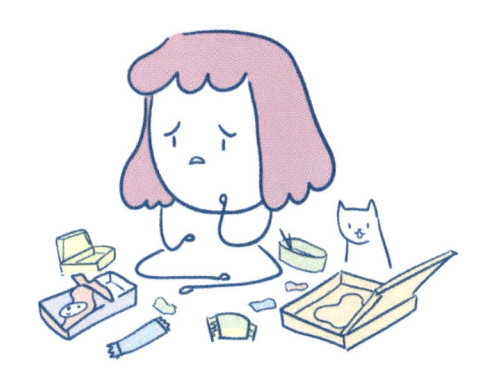

LAS PERSONAS CON TDAH TENEMOS UN MAYOR RIESGO DE PADECER TRASTORNOS DE CONDUCTA ALIMENTARIA, COMO BULIMIA, ANOREXIA NERVIOSA Y ATRACONES.

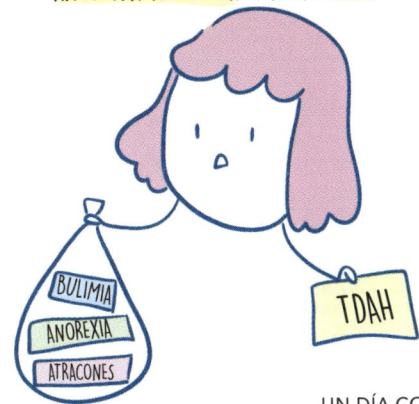

BULIMIA
ANOREXIA
ATRACONES

TDAH

LA UNIVERSIDAD DE DUKE ESTIMA
QUE ALREDEDOR DE 30% DE LOS ADULTOS
CON TRASTORNO POR ATRACÓN TAMBIÉN
PADECEN TDAH

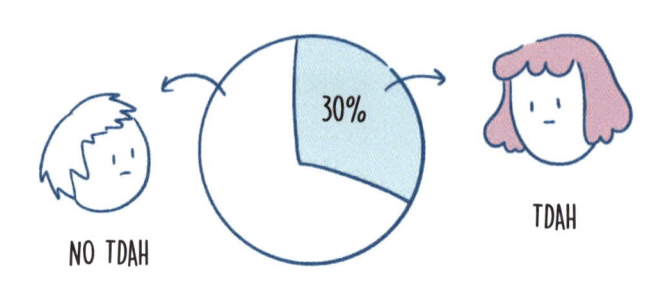

NO TDAH

30%

TDAH

UN ESTUDIO REVELA QUE LAS PERSONAS
CON TDAH PUEDEN TENER PROBLEMAS CON
LOS ATRACONES DEBIDO A UNA MAYOR RESPUESTA DEL
SISTEMA DE RECOMPENSA DEL CEREBRO

¡Síííí!

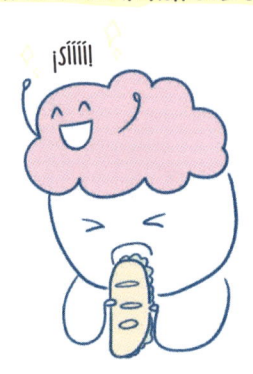

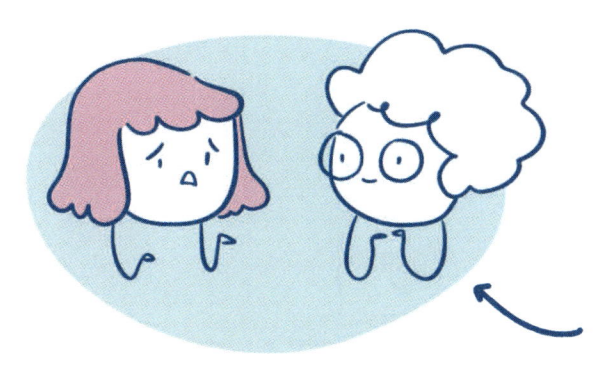

Cuando sentí que este hábito era cada vez más fuerte y más difícil de evitar, pedí ayuda a mi terapeuta. Juntos pudimos encontrar mejores mecanismos de afrontamiento (como disfrutar de un pasatiempo) para lidiar con la baja dopamina al final del día.

Mi diagnóstico de TDAH me ayudó enormemente a entender mejor mi relación con la comida. Ahora soy capaz de empatizar conmigo misma y sentirme menos culpable.

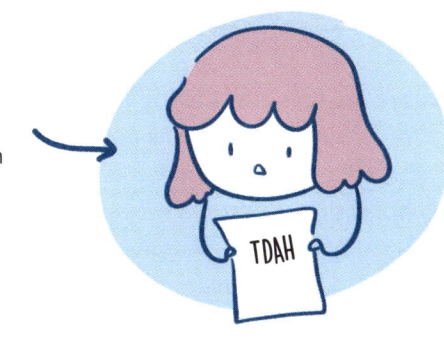

Videojuegos

¿SABÍAS QUE LAS PERSONAS CON TDAH PUEDEN SENTIRSE ESPECIALMENTE ATRAÍDAS POR LOS VIDEOJUEGOS?

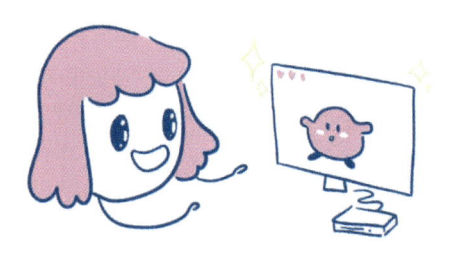

MI EXPERIENCIA

Siempre me han gustado los videojuegos. Cuando era adolescente, me pasaba días enteros construyendo casas para mis Sims. Estaba obsesionada con ese juego. Ahora que me diagnosticaron, ¡comprendo que estaba hiperconcentrada en él! Hoy en día, sigo enganchada a los videojuegos con mucha frecuencia. Hasta el punto de que me olvido de beber y de ir al baño.

PUEDE AYUDARNOS A REGULAR
NUESTRA HIPERACTIVIDAD FÍSICA...

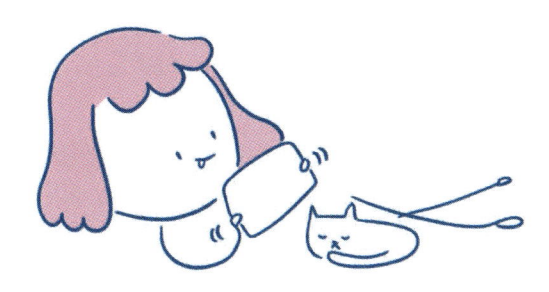

Y CALMAR NUESTRA MENTE
ACELERADA AL HIPERCONCENTRARNOS
EN ALGO ESTIMULANTE.

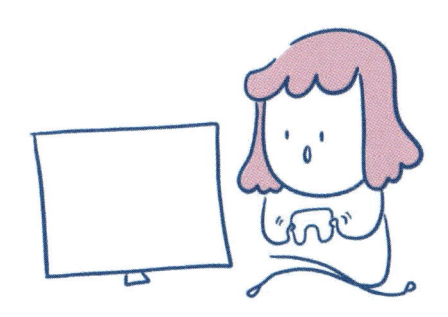

EN LOS VIDEOJUEGOS
NO NOS JUZGAN POR NUESTROS ERRORES...

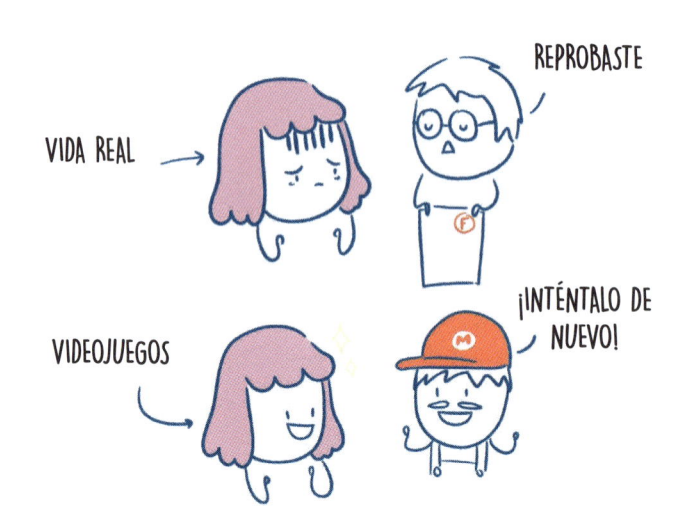

VIDA REAL

REPROBASTE

VIDEOJUEGOS

¡INTÉNTALO DE NUEVO!

Y PODEMOS HACER AMIGOS QUE COMPARTAN NUESTROS INTERESES

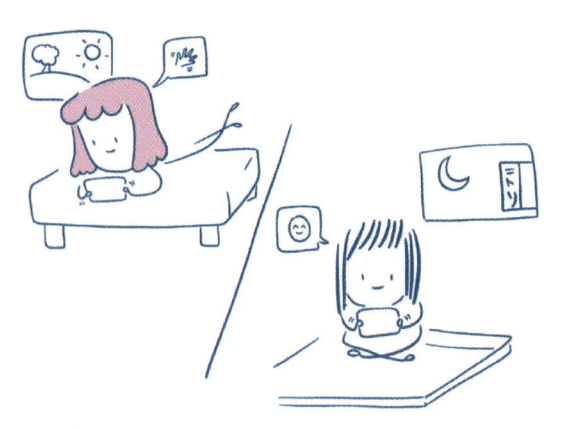

ÚLTIMA COSA IMPORTANTE:
NO, LOS VIDEOJUEGOS NO CAUSAN TDAH

SON TODOS ESTOS VIDEOJUEGOS

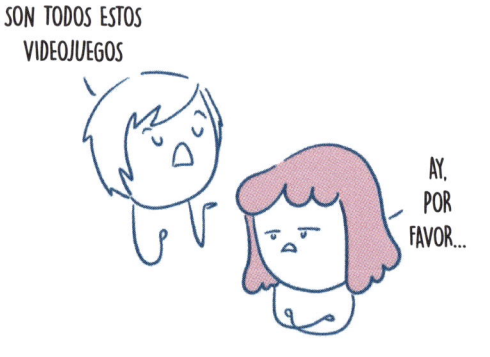

AY, POR FAVOR...

En algún momento de mi vida, cuando estaba entre trabajos, jugué demasiados videojuegos. Supongo que era lo más emocionante que podía hacer, así que estaba bastante enganchada. Como personas con TDAH, siempre debemos ser conscientes de las actividades que pueden convertirse en adicciones.

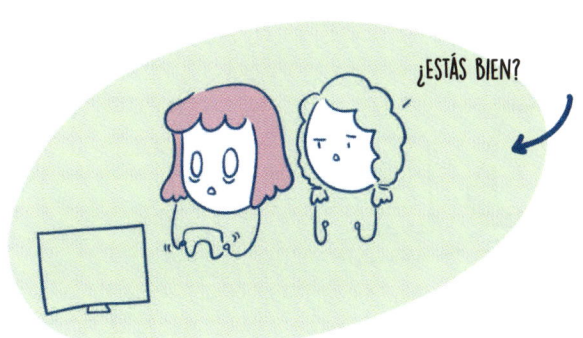

¿ESTÁS BIEN?

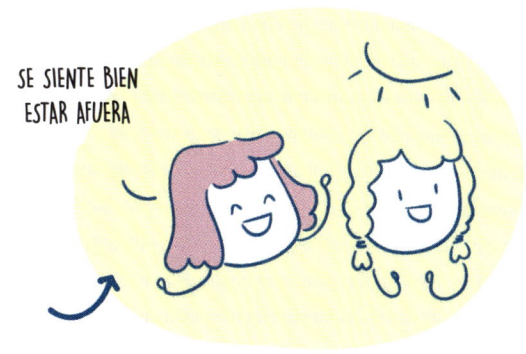

SE SIENTE BIEN ESTAR AFUERA

Hoy disfruto jugar videojuegos (incluso durante horas por la noche), pero siempre me aseguro de hacer también otras cosas, como salir a pasear y respirar aire fresco.

Ver películas

VER UNA PELÍCULA, COMO MUCHAS
OTRAS COSAS, REQUIERE MUCHA ATENCIÓN

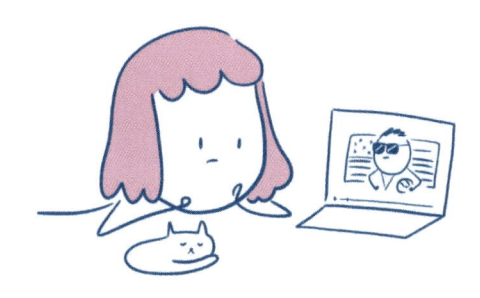

MI EXPERIENCIA

Ser amante del cine y padecer TDAH puede tener sus trampas. Si una película o un programa de televisión no es lo bastante estimulante, me desconecto pronto, aunque me esté gustando. Cuando veo a un actor que creo que conozco, no puedo evitar distraerme y consultar su nombre, filmografía y página de Wikipedia. Luego, por supuesto, necesito un tentempié. Así que, ¡ver una película con mi cerebro TDAH puede tardar un rato!

PARA UN CEREBRO CON **TDAH** PUEDE RESULTAR DIFÍCIL MANTENERSE
CONCENTRADO EN UNA PELÍCULA
SI NO ES LO BASTANTE ESTIMULANTE

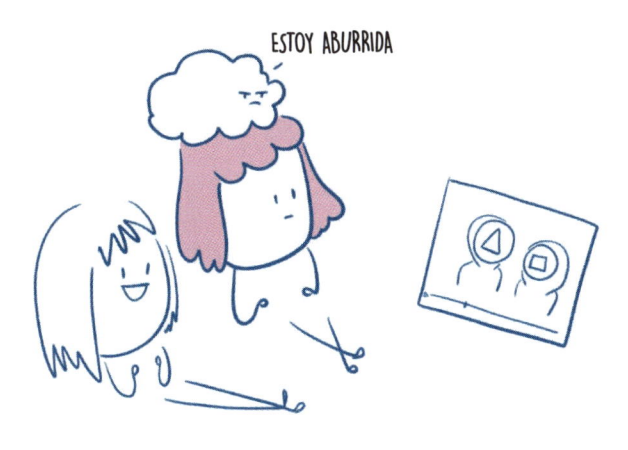

ESTOY ABURRIDA

EN ESTE CASO, PODRÍAS...

... MOVERTE MUCHO Y
CAMBIAR DE POSICIÓN...

SEGUIR PAUSANDO PARA BUSCAR
INFORMACIÓN SOBRE LA PELÍCULA

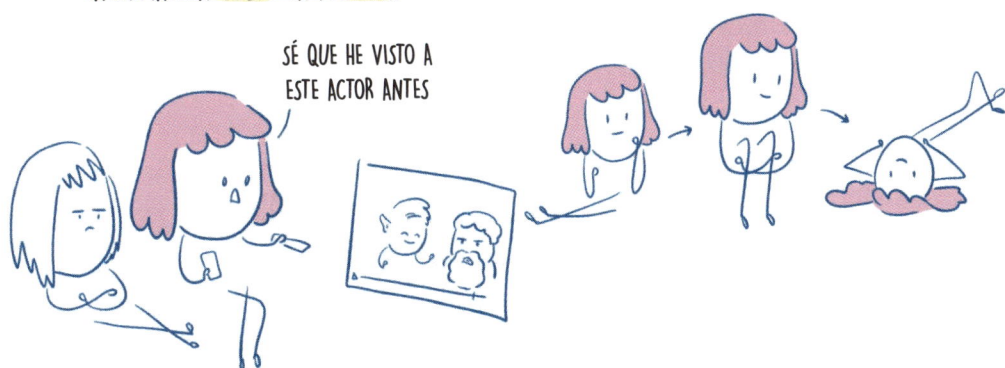

SÉ QUE HE VISTO A
ESTE ACTOR ANTES

... COMPENSAR TU FALTA DE ESTÍMULOS
COMIENDO SIN PENSAR...

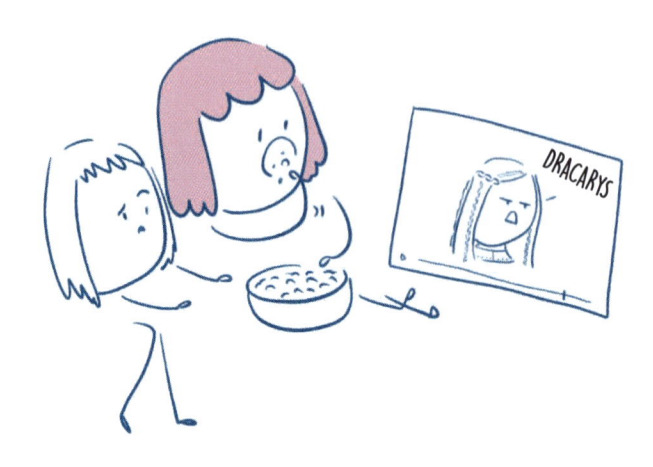

O ESTAR EN LAS NUBES POR COMPLETO
Y PERDERTE LA MITAD DE LA TRAMA.

¡ME SORPRENDÍ MUCHO CUANDO VIMOS QUE ESTUVIERON EN
EL SÓTANO TODO EL TIEMPO!

SÍ... ¡YO TAMBIÉN!

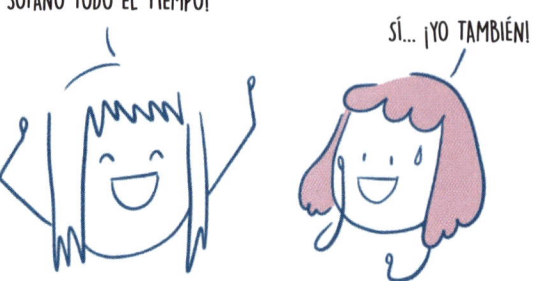

MI CONSEJO

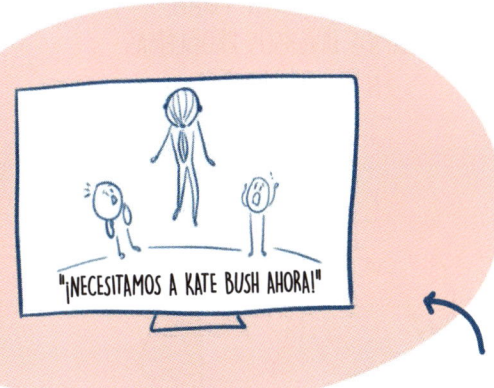

"¡NECESITAMOS A KATE BUSH AHORA!"

Con frecuencia pongo los subtítulos en los programas de televisión o las películas para concentrarme mejor en los diálogos. Con este truco me desconecto menos.

A veces necesito varias sesiones para ver una película o un episodio de un programa de televisión porque me cuesta concentrarme. Cuando esto pasa, no me obligo. En lugar de eso, intento disfrutar del resto en otro momento.

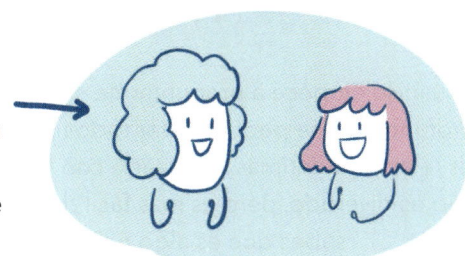

Intimidad

LAS PERSONAS CON **TDAH**
ENFRENTAMOS DIVERSOS PROBLEMAS
EN LA INTIMIDAD

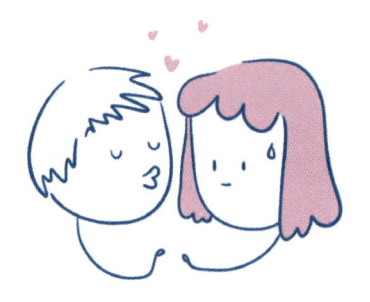

MI EXPERIENCIA

Cuando empecé a preguntarme si tenía TDAH, nunca pensé en cuán profundamente podía afectar todos los aspectos de mi vida, incluidas mis relaciones íntimas. Distraerte con facilidad en momentos especiales no es divertido, pero es más fácil de aceptar cuando tú (y tu pareja) sabes que es algo normal en alguien con TDAH.

NUESTRAS MENTES DISTRAÍDAS
PUEDEN DIVAGAR FÁCILMENTE
MIENTRAS NOS ABRAZAMOS...

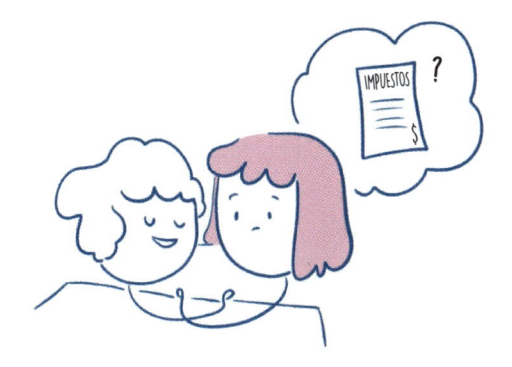

LA SENSIBILIDAD SENSORIAL
PUEDE INTERPONERSE...

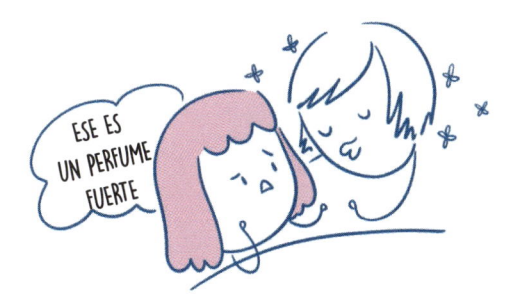

PODEMOS ACTUAR
IMPULSIVAMENTE...

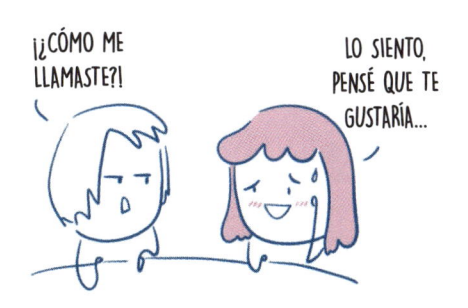

PODEMOS **ABURRIRNOS** EN LOS **MOMENTOS ÍNTIMOS**...

PREFERIRÍA VOLVER A MI PASATIEMPO

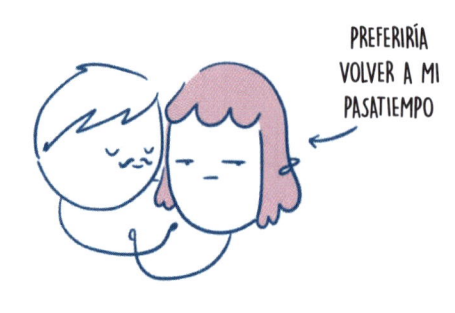

O INCLUSO **DESINTERESARNOS POR NUESTRA PAREJA.**

NO ERES TÚ

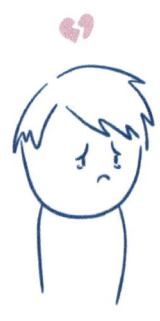

MUCHAS PERSONAS CON **TDAH** TAMBIÉN REPORTAN LIDIAR CON:

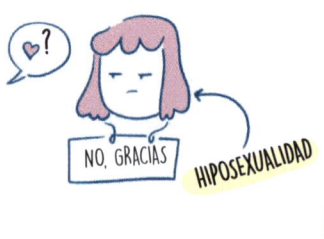

NO, GRACIAS

HIPOSEXUALIDAD

INCAPACIDAD PARA ALCANZAR EL ORGASMO

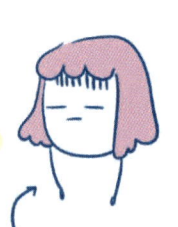

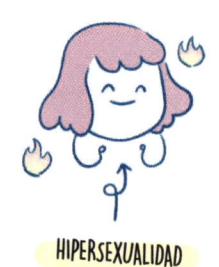

HIPERSEXUALIDAD

MI CONSEJO

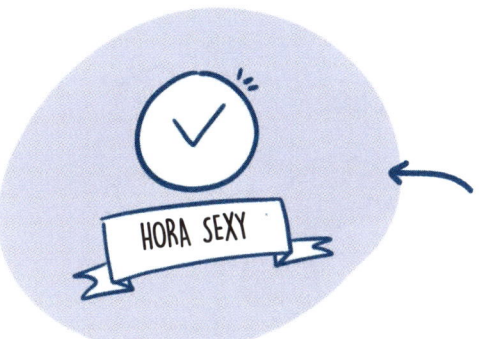

Tal vez no suene muy sexy, pero he descubierto que programar un momento especial para compartirlo con mi pareja es una de las mejores formas de disfrutarlo sin demasiadas distracciones.

Como soy sensible a los estímulos sensoriales, también soy meticulosa para no tener demasiados factores de distracción, como olores fuertes o música alta, durante los momentos íntimos.

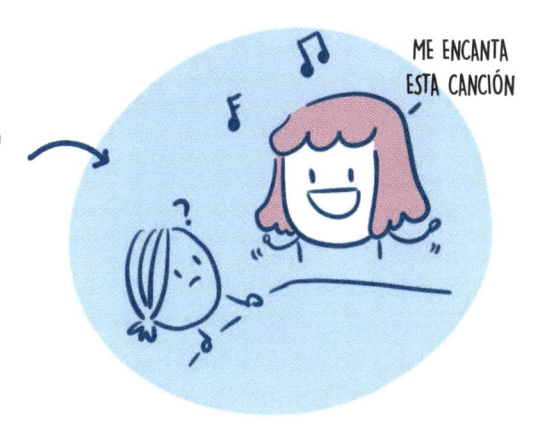

Hora de dormir

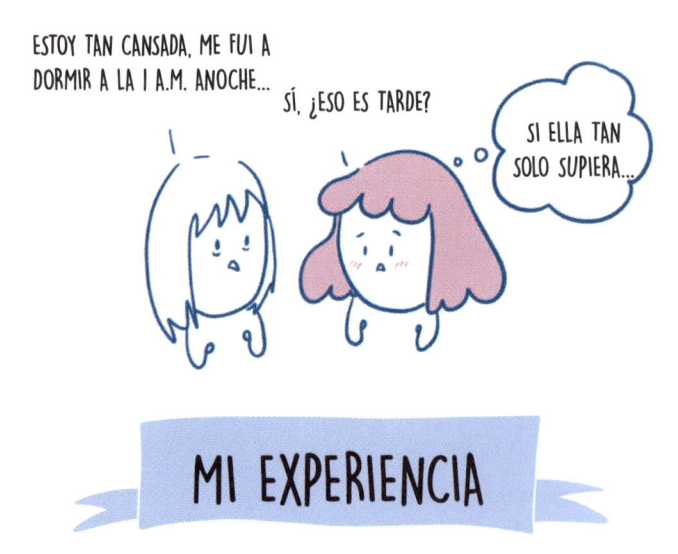

La hora de acostarse nunca fue fácil para mí cuando era niña. Odiaba irme a la cama. Sentía que tenía mucha energía. De adulta, sigue siendo complicado. Con frecuencia tengo ideas a altas horas de la noche, y a veces me veo envuelta en actividades creativas que pueden mantenerme despierta hasta el amanecer, si no tengo cuidado. Cuando no me siento especialmente inspirada, suelo navegar demasiado por las redes sociales y me acuesto muy tarde.

FÁCILMENTE NOS ATRAPAN
LAS ACTIVIDADES DIVERTIDAS...

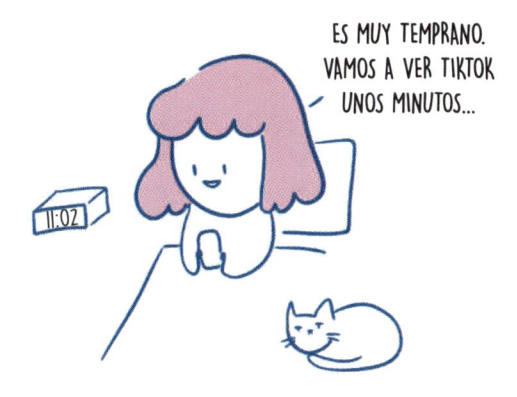

... Y PODEMOS TENER PROBLEMAS
PARA SABER CUÁNDO PARAR...

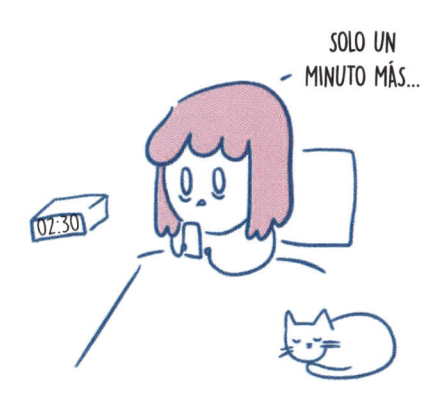

ALGUNAS PERSONAS CON **TDAH** TAMBIÉN
SE SIENTEN CON MÁS ENERGÍA POR LA NOCHE...

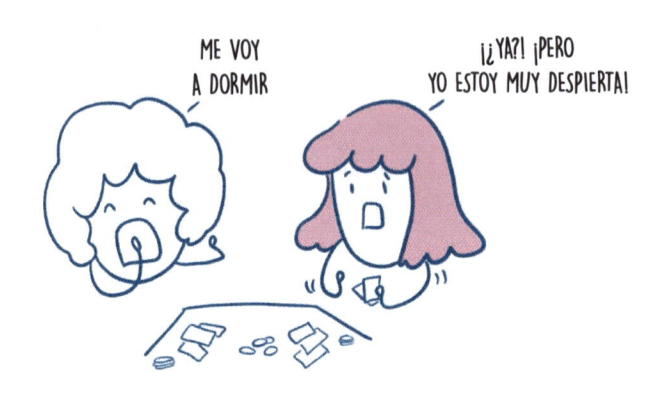

ME VOY
A DORMIR

¡¿YA?! ¡PERO
YO ESTOY MUY DESPIERTA!

ALGUNAS PERSONAS CON **TDAH**
TEMEN IRSE A LA CAMA DEBIDO A
SUS PENSAMIENTOS ACELERADOS

MI CUERPO ESTÁ CANSADO,
PERO MI CEREBRO NO...

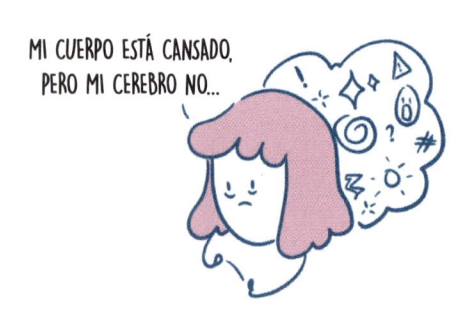

... Y A OTRAS SE LES DIFICULTA CONCILIAR
EL SUEÑO DEBIDO A LA MEDICACIÓN PARA EL TDAH

SÍ, DEFINITIVAMENTE YO
TOMO MIS MEDICAMENTOS
MUY TARDE

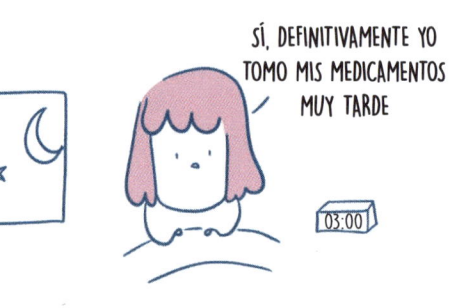

MI CONSEJO

Cuando me siento inspirada o motivada para hacer algo a altas horas de la noche, intento dejarme llevar, sobre todo si no tengo cosas que hacer temprano al día siguiente. Me gusta ser una persona nocturna, y mi diagnóstico me ayudó a aceptar esta parte de mi personalidad.

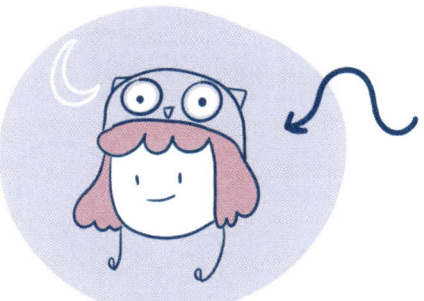

Mantenerme alejada de la tecnología (¡es más fácil decirlo que hacerlo, lo sé!) y realizar actividades sin pantalla como leer, escribir en un diario, dibujar o hacer una actividad física ligera me ayudan a sentirme más relajada antes de acostarme.

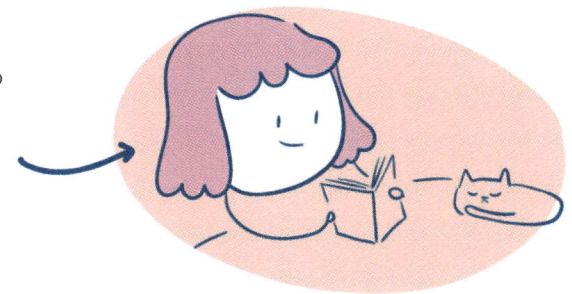

PARTE 3

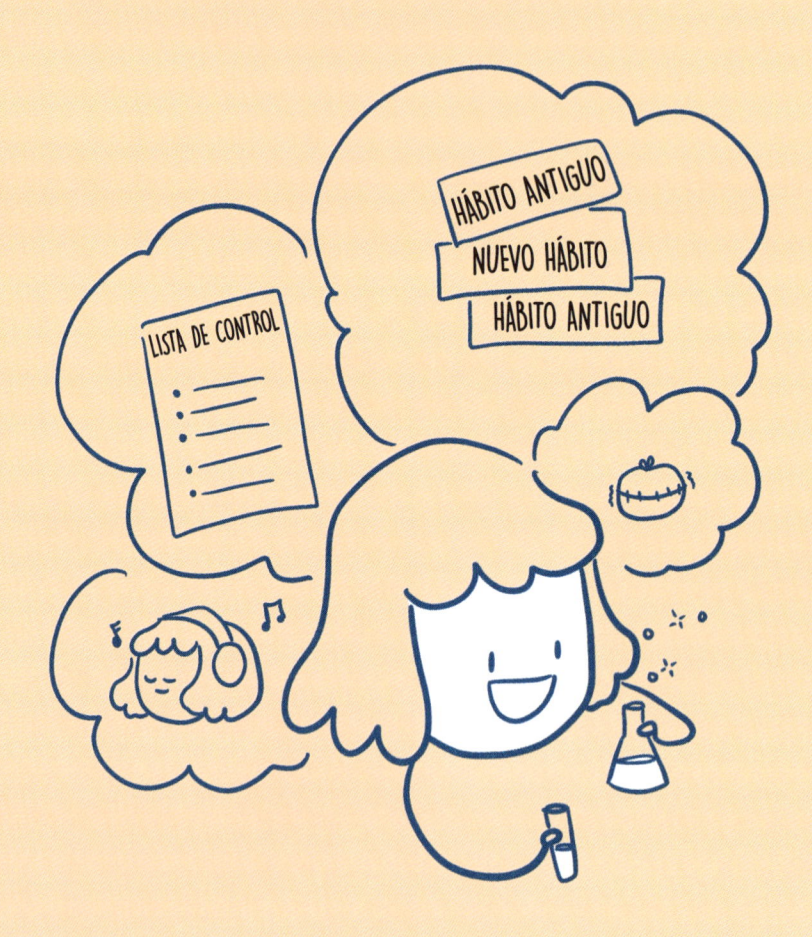

Como acabamos de ver, la vida con TDAH
puede ser muy difícil. Pero estoy convencida
de que, si usamos las herramientas y estrategias
adecuadas, al final podremos hacer las cosas
y disfrutar de una vida cotidiana más tranquila.
En esta parte final del libro, veremos los
conceptos clave y los trucos que me han
ayudado desde mi diagnóstico. No todos te
funcionarán, y no pasa nada. Prueba, aprende,
pon a prueba las cosas y encuentra las
soluciones que se adapten a tu vida, no al revés.

TRUCOS PARA EL TDAH

Trabaja más inteligente, no más difícil

"Sin dolor no hay beneficio" no es un mantra adecuado para el TDAH. Las personas con TDAH deberíamos esforzarnos menos y encontrar soluciones más inteligentes.

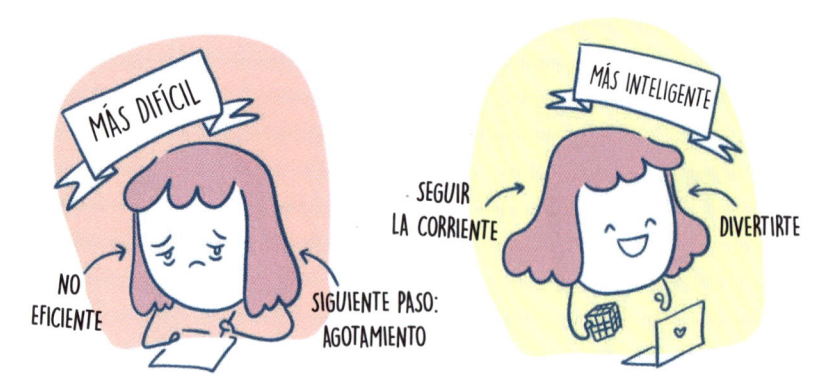

Los cerebros con TDAH no deberían tener que "esforzarse más". A veces, esforzarte demasiado puede indicar que no estás usando la estrategia adecuada para tu cerebro. Para alcanzar tus objetivos y sentirte mejor, puedes intentar trabajar de forma más inteligente, no más difícil. Adoptar esta mentalidad te ayudará a ser más amable contigo mismo y a encontrar soluciones creativas a tus problemas.

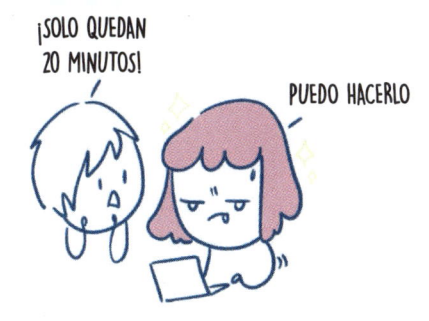

¡SOLO QUEDAN 20 MINUTOS!

PUEDO HACERLO

Si sabes que sueles trabajar bien bajo presión, no pasa nada si esperas hasta el último momento para hacer algo. Siempre que te asegures de haber dejado el tiempo suficiente para completar la tarea, te beneficiarás de la presión para hacer las cosas.

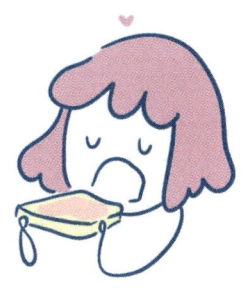

No hace falta que te esfuerces mucho para comer bien. Olvídate de las recetas complicadas y vuelve a lo esencial. Verás que los productos básicos de gran calidad, como la fruta de temporada o los lácteos frescos, no necesitan mucho esfuerzo para estar deliciosos

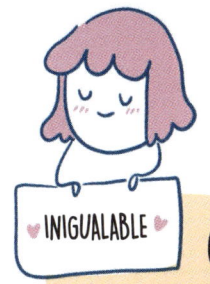

♥ INIGUALABLE ♥

CONSEJOS

Rara vez hay una solución única para un problema. Permítete probar varias cosas antes de encontrar la que te funcione.

Tómate tu tiempo para entender el problema y saber por qué necesitas resolverlo antes de intentar encontrar una solución.

Acepta tu singularidad. No pasa nada si resuelves las cosas de una forma distinta a como lo haría la mayoría de la gente.

El "trabajo duro" no siempre es un buen trabajo. Puedes ser productivo y creativo sin agotarte.

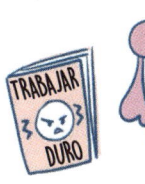
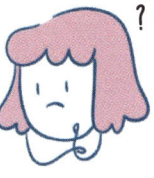

Agrupa tus hábitos

Nunca debería ser difícil crear nuevos hábitos. Si quieres implantar nuevos rituales en tu vida diaria, agrupar hábitos es una forma estupenda de hacerlo sin esfuerzo.

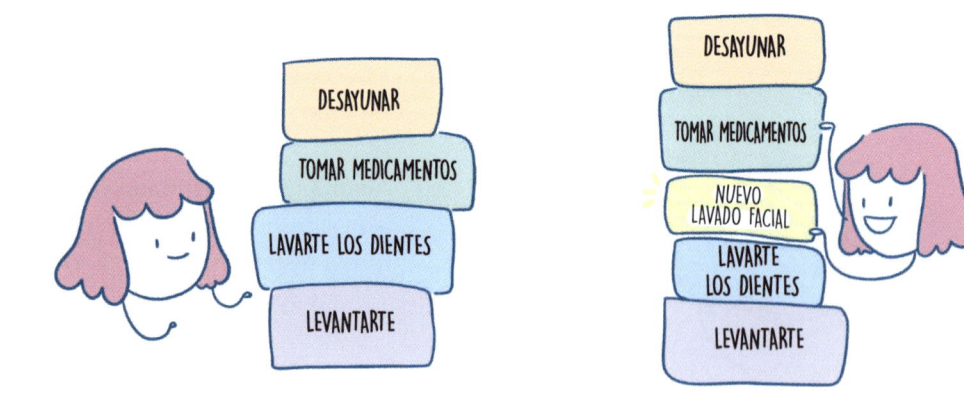

Todos tenemos hábitos en nuestra vida. Incluso si tu vida diaria parece bastante caótica, hay cosas que haces todos los días. Estos hábitos ya existentes son una herramienta excelente para crear otros nuevos. Combinar los nuevos hábitos con los antiguos aumentará las posibilidades de que los mantengas. Pruébalo primero con cosas sencillas y, si funciona, ve añadiendo nuevos hábitos cada semana o cada mes.

Limpia el lavabo después de lavarte los dientes.

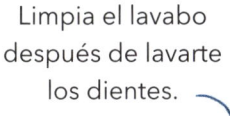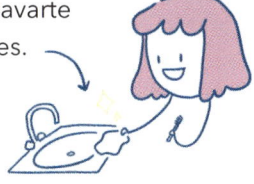

Pon las llaves en su lugar al llegar a casa.

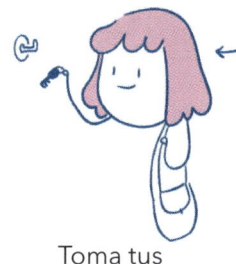

Vacía (parte de) tu lavavajillas mientras preparas café.

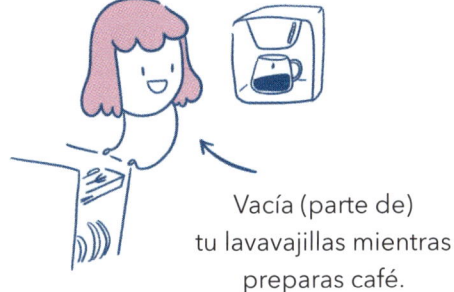

Toma tus medicamentos cuando apagues el despertador.

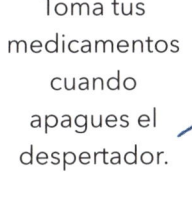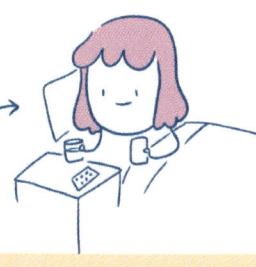

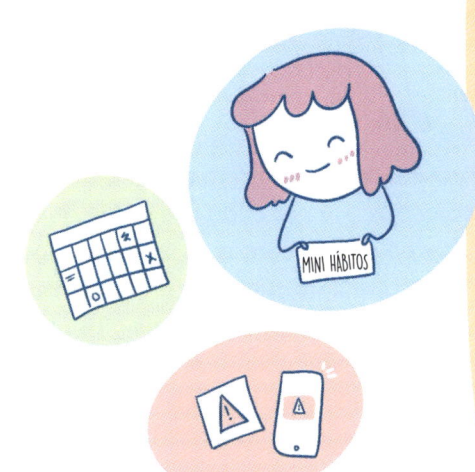

MINI HÁBITOS

CONSEJOS

Empieza poco a poco. Está bien empezar con nuevos hábitos muy sencillos.

Usa recordatorios visuales (como notas adhesivas) y avisos en tu teléfono durante los primeros días, para no olvidar tu nuevo hábito.

Da tiempo para que los nuevos hábitos se consoliden antes de añadir nuevos.

Gamifica tu vida

Los cerebros con TDAH tienden a ansiar recompensas. Como suelen responder mejor a la zanahoria que al palo, la gamificación es una forma excelente de ser más productivos.

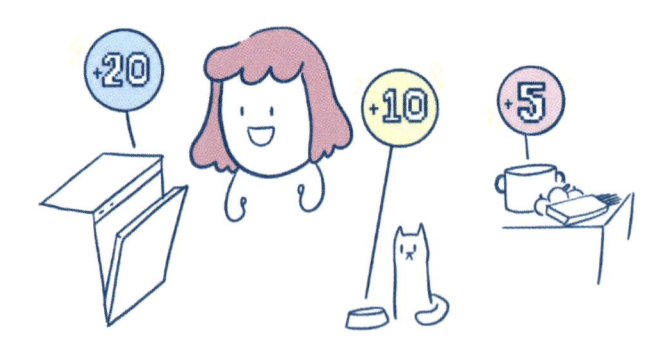

Como ya he dicho antes en el libro, los cerebros con TDAH pueden sentirse muy motivados por los videojuegos. ¿Te has dado cuenta de que jugar nunca te parece una tarea? El tiempo que podemos pasar haciendo acciones repetitivas para ganar puntos, monedas o cualquier recompensa es impresionante. Así que, ¿por qué no usar los mismos mecanismos en la vida real? Hay muchas formas de aplicar la gamificación a tu vida diaria. Puedes darte puntos por tareas, establecer recompensas por tareas que realmente no quieres hacer, o incluso visualizar las habilidades que quieres desarrollar, ¡como el personaje de un juego!

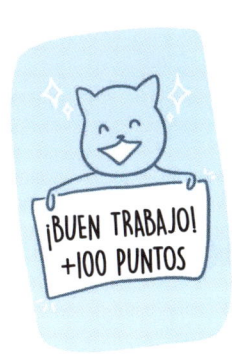

Cuando quieras aprender algo, usa aplicaciones que incluyan algo de gamificación. Ganar puntos, subir niveles y todas esas pequeñas cosas pueden ayudarte a perseverar en una tarea más allá del primer impulso.

Establece recompensas para las tareas complejas. Por ejemplo, permítete ver tu serie favorita cuando hayas lavado los platos durante tres días seguidos.

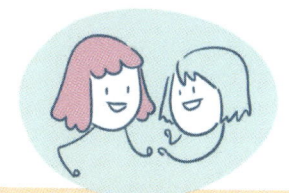

CONSEJOS

Si lo haces solo, es fácil que te saltes las tareas difíciles para ir directo a la recompensa. Involucra a otra persona en el proceso, así tendrás que rendir cuentas y no tendrás la tentación de hacer trampa.

Crear una estrategia de gamificación para uno mismo puede llevar tiempo. No pasa nada si no funciona en el primer intento.

Establece objetivos inteligentes. Para que la gamificación perdure, fija objetivos realistas y significativos que quieras conseguir con esta estrategia.

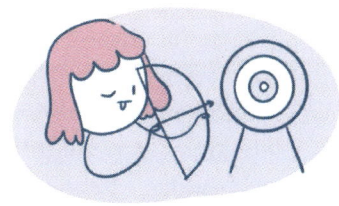

TRUCO #4

La técnica Pomodoro

Gestionar la energía y la concentración no es fácil para alguien con TDAH. Aquí es donde la técnica Pomodoro puede ser de gran ayuda.

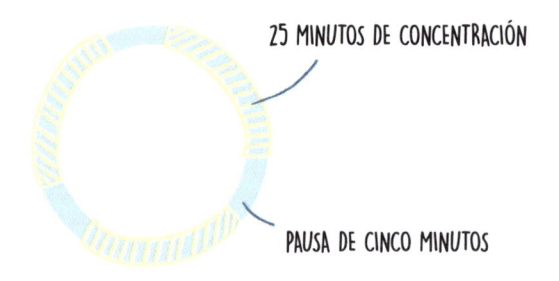

25 MINUTOS DE CONCENTRACIÓN

PAUSA DE CINCO MINUTOS

Las personas con TDAH suelen tener un enfoque de "todo o nada". El cerebro del TDAH puede procrastinar hasta el último minuto o hiperconcentrarse hasta el punto de olvidarse de comer o ir al baño. La técnica Pomodoro es un medio excelente para encontrar el equilibrio y hacer las cosas. Funciona al definir una única tarea en la que quieres trabajar (puede ser algo físico, intelectual o incluso un trabajo creativo). A continuación, trabaja en esta tarea específica durante 25 minutos seguidos. Después, tómate un descanso de cinco minutos. Cada cuatro rondas, tómate un descanso más prolongado de 30 minutos.

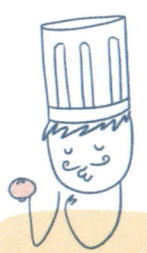
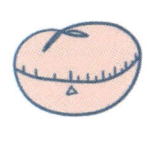

CONSEJOS

Todos somos diferentes. No dudes en probar otros lapsos Pomodoro hasta dar con el ritmo adecuado para ti.

También puedes usarlo para trabajos físicos como limpiar y ordenar tu casa.

Escanea este código QR para ver mi video Pomodoro TDAH en YouTube.

Si lo haces con otra persona, la técnica Pomodoro es aún más eficaz. Pero solo si no se distraen el uno al otro, claro.

La próxima vez que debas pagar cuentas o hacer gestiones administrativas, prueba la técnica Pomodoro.

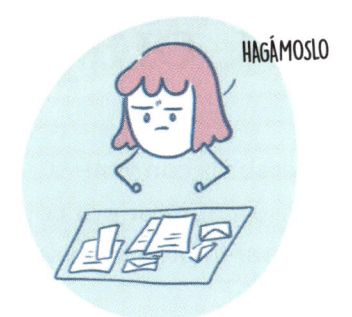

HAGÁMOSLO

¡No descuides los descansos! Como en el deporte, el descanso es tan importante como el entrenamiento. Las pausas forman parte de la técnica. Tómatelas.

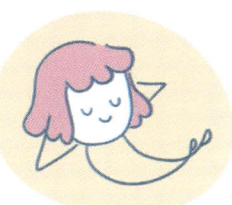

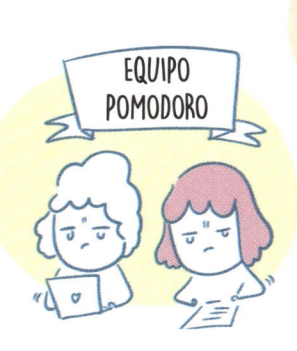

EQUIPO POMODORO

Código de colores

Los cerebros con TDAH suelen funcionar mejor con señales visuales. Por eso, codificar por colores algunos aspectos de tu vida puede mejorar tu organización diaria. Y, punto extra, ¡queda increíble!

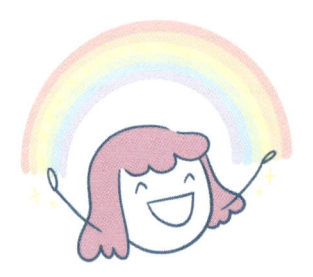

Parece demasiado simple para ser verdad, pero créeme, la codificación por colores puede funcionar muy bien para ayudar a las personas con TDAH a sentirse mejor organizadas. Como son universales y muy visuales, los colores son un sistema de clasificación extremadamente poderoso. Si cierras los ojos y piensas en un objeto que usas todos los días, te darás cuenta de que de inmediato sabes de qué color es. Si utilizas el código de colores para organizarte a diario, tu cerebro sabrá en automático dónde encontrarlo y dónde guardarlo (¡quizá la parte más crucial para las personas con TDAH!).

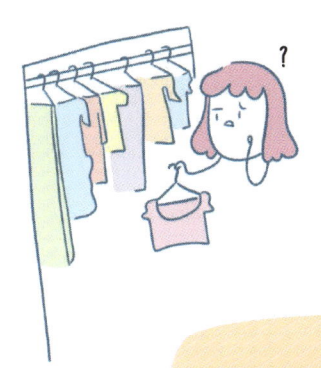

Si organizas tu ropa por colores, tendrás una visión más clara de tus conjuntos. Es agradable a la vista y reducirás el tiempo que tardas en vestirte por las mañanas.

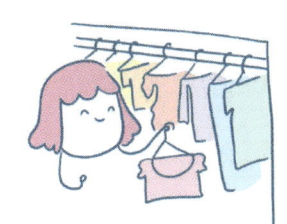

CONSEJOS

Usa colores para organizar tus papeles: rojo para los urgentes, verde para los no urgentes.

No hay límite para lo que puedes organizar por colores: la comida en el refrigerador, la lavandería, el maquillaje… ¡lo que sea!

Dale rienda suelta a tu creatividad y usa pintura, estampas y las cintas adhesivas *washi tape* para codificar por colores tus objetos.

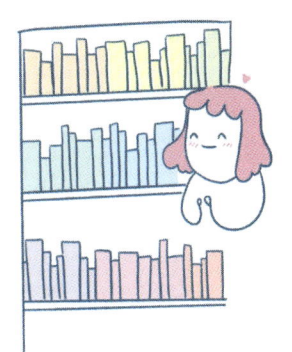

Ordena tus repisas por colores. Quedarán preciosas y verás que será mucho más fácil mantenerlas organizadas.

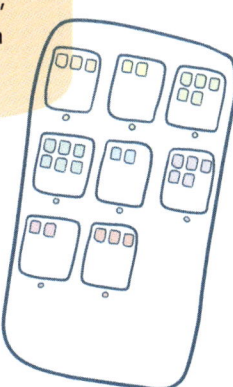

Ordena las aplicaciones de tu teléfono en carpetas temáticas por colores. Así encontrarás todo mucho más rápido.

Trabaja por partes

Cuando te sientes atorado para cumplir con tu lista de tareas pendientes y parece que no puedes hacer nada, ¡el trabajo por partes puede ayudarte! Aprender a trabajar por partes, en lugar de intentar hacer varias cosas a la vez, aumentará tu productividad, te ayudará a ahorrar tiempo y te hará sentir menos abrumado.

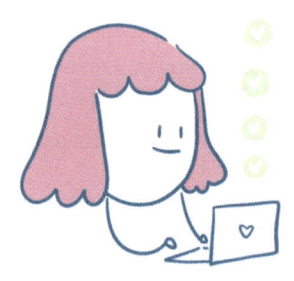

En lugar de ir saltando de una tarea a otra, mantenerte centrado en la misma acción te ayudará a lograr mucho más.

Como el inicio de una tarea a veces puede resultar difícil para los cerebros con TDAH, trabajar por partes elimina esto de la ecuación, lo que significa que eres menos propenso a procrastinar entre tareas. También reduce el riesgo de distraerte y te da una sensación de impulso y logro.

Cocinar por tandas es una forma excelente de comer platillos caseros sin el estrés de guisar y limpiar la cocina todos los días.

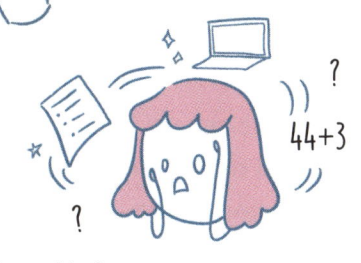

¿Necesitas limpiar las ventanas de tu casa? Intenta dedicar un tiempo determinado a limpiar solo las ventanas y nada más.

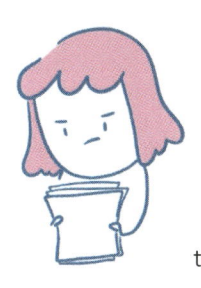

¿Odias la administración? Intenta reservar un día a la semana para realizar la mayor parte de las tareas administrativas. Así estarás tranquilo el resto de la semana.

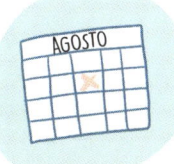

CONSEJOS

Si tienes una tarea recurrente en una semana o un mes, fija un día en el que te centrarás solo en esa tarea.

Evita programar reuniones y llamadas durante el tiempo que quieras dedicar al trabajo por grupos. La clave está en trabajar de forma continua sin tener oportunidad de distraerte.

Ordena con frecuencia

Vivir con TDAH puede ser un desastre. Si quieres sentirte menos abrumado por el desorden a tu alrededor, te animo a que arregles tu entorno con la mayor frecuencia posible.

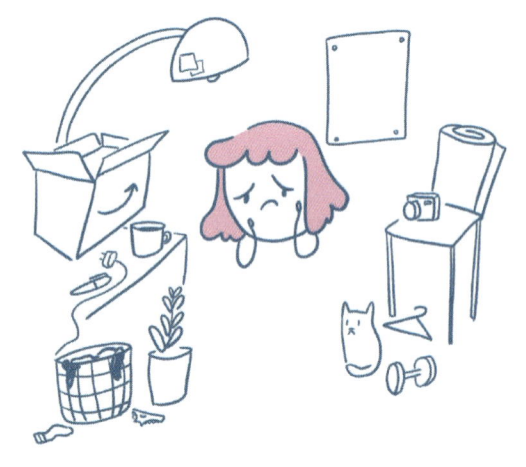

Si sientes que tu casa es siempre un completo caos, tal vez uno de los problemas sea que tienes demasiadas cosas. Entre las compras impulsivas y la exploración de muchos nuevos pasatiempos cada año, las personas con TDAH solemos acumular muchas cosas. La buena noticia es que, si ordenas con frecuencia, verás que te resultará mucho más fácil mantener tu casa (algo) organizada.

La mayoría tenemos demasiada ropa. No temas quedarte solo con las prendas que te pones cotidianamente y deshazte de las que siempre están en el fondo del clóset.

Depura tus aparatos electrónicos.
Vende los aparatos de alta tecnología antes de que pierdan su valor y deshazte de los cables de equipos viejos o que ya no tengas.

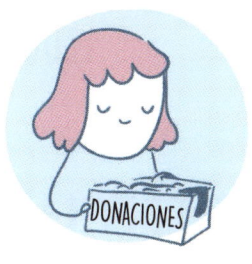

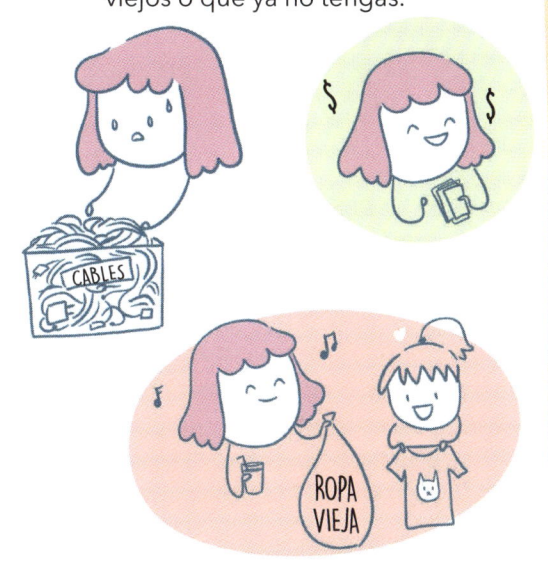

CONSEJOS

Vende cosas que hayas comprado por impulso. Esto también puede ayudar a reducir el impuesto sobre el TDAH.

Dona a una organización benéfica la ropa que no te hayas puesto en el último año.

Encuentra un lugar para cada cosa en tu casa. Si no tiene sitio, quizá haya que donarla o venderla.

Si ordenas a menudo (cada mes, por ejemplo), verás que no es tan abrumador como parece.

Invita a tus amigos a una fiesta de limpieza. Es una forma maravillosa de encontrar nuevos dueños para los objetos que ya no necesitas.

Encuentra un compañero para rendir cuentas

Comprometerse a hacer algo, sobre todo cuando se trata de un nuevo hábito, puede ser bastante difícil para las personas con TDAH. Tener un compañero para rendir cuentas es una forma muy eficaz de hacer cosas difíciles.

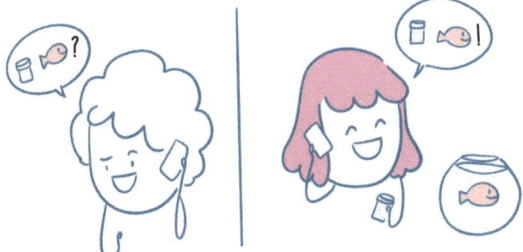

Dado que los cerebros con TDAH tienden a manejar la motivación de forma diferente, es útil encontrar nuevas formas para evitar abandonar proyectos o hábitos cuando las cosas se ponen difíciles. Encontrar a alguien que te ayude a rendir cuentas o cumplir con tus tareas es muy benéfico. Puedes comprometerte a enviar un mensaje de texto diario a tu mejor amigo cuando termines de hacer ejercicio, mandar una foto de tus platos limpios a tu mamá o incluso unirte a un grupo de rendición de cuentas en línea. La clave es usar esta estrategia para realizar las labores que te resultan difíciles hasta que simplemente formen parte de tu vida diaria.

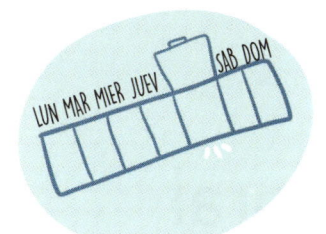

¿Se te dificulta recordar tomar tus medicamentos por la mañana? Envía una foto de tu pastillero vacío a tu compañero cada mañana.

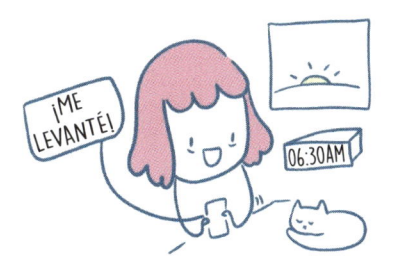

13427

SOLICITUD DE COMPAÑERO DE RENDICIÓN DE CUENTAS

HOLA

¿TE GUSTARÍA SER MI COMPAÑERO DE RENDICIÓN DE CUENTAS PARA _____?

_____ ?

VAMOS A HACER UNA REVISIÓN CADA:

DÍA   SEMANA   MES

LA RENDICIÓN DE CUENTAS PUEDE AYUDAR A LAS PERSONAS CON TDAH A ALCANZAR SUS OBJETIVOS

¿Quieres moverte más? **¿Por qué no tuiteas el número de pasos que das cada día?**

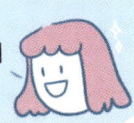

¡ME LEVANTÉ!

06:30AM

CONSEJOS

Si te cuesta crear nuevos hábitos y quieres encontrar tu propio compañero de rendición de cuentas, ¡usa mi plantilla!

¿Intentas levantarte antes al empezar el día? Crea un juego con tu mejor amigo: el primero que envíe un mensaje de texto al otro por la mañana es el ganador.

Duplicación corporal

Mantenerse concentrado en una tarea puede ser un reto para las personas con TDAH. Duplicar el cuerpo puede ayudarte a hacer las cosas, limitando la procrastinación y creando un sentimiento de responsabilidad.

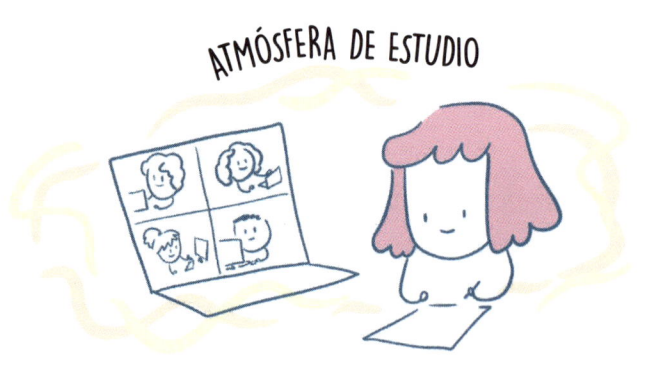

ATMÓSFERA DE ESTUDIO

Duplicar el cuerpo significa simplemente realizar una tarea en presencia de otra persona. Ya sea que estén trabajando en la misma tarea o no, tener a otra persona cerca suele ayudar a las personas con TDAH a concentrarse. La duplicación corporal puede funcionar tanto en la vida real como en internet. Puedes usar la duplicación corporal virtualmente al crear un grupo de reuniones en directo o unirte a uno que ya esté conformado, o viendo videos en YouTube. No sé por qué funciona tan bien, pero vale la pena probarlo.

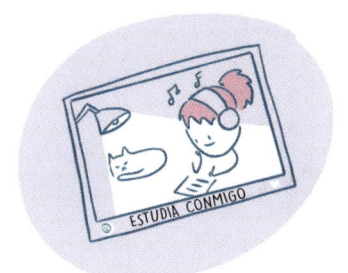

Ve videos de "estudia conmigo" o "limpia conmigo" para motivarte cuando estés solo.

Organiza una reunión virtual semanal con un amigo para limpiar sus casas mientras se ponen al día.

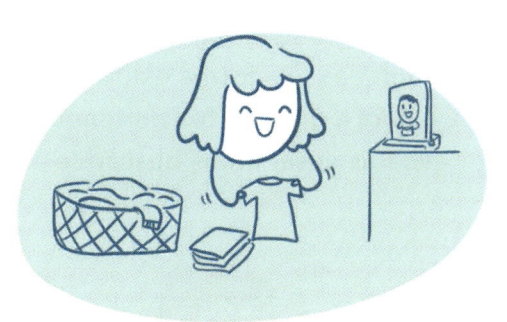

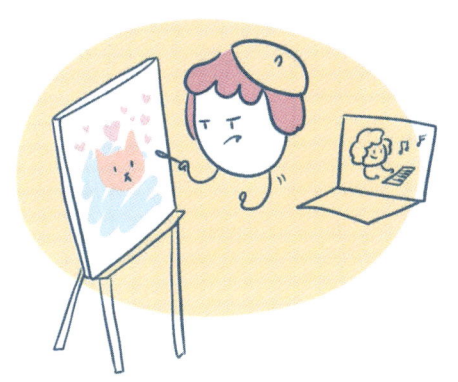

También puedes utilizar la duplicación corporal para tareas creativas.

CONSEJOS

Intenta combinar la duplicación corporal con la técnica Pomodoro.

Si te funciona bien, puede ser interesante invertir en un servicio de duplicación corporal de paga para utilizar esta técnica al máximo.

Etiqueta todo

Etiquetar es una forma estupenda de *hackear* tu cerebro.
Te ayudará a guardar tus pertenencias donde corresponde y
evitarás pasar horas buscando algo que has perdido.

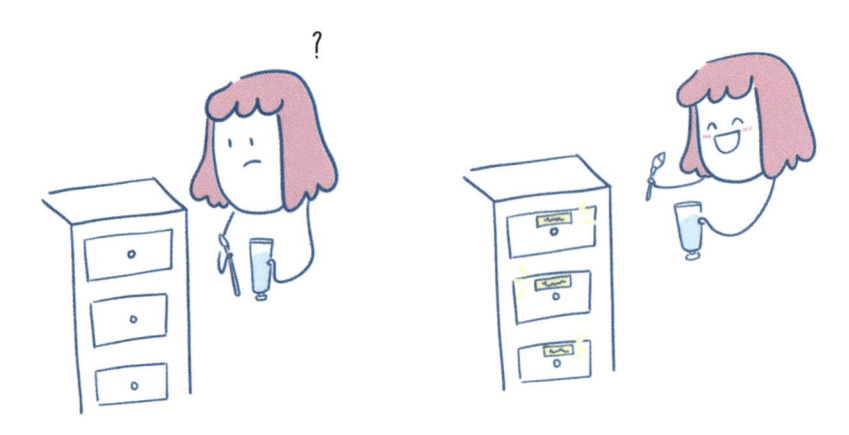

Poner etiquetas en las cosas puede mejorar la organización diaria. Las etiquetas le ahorran a tu cerebro el esfuerzo de juzgar si algún lugar es el adecuado para el objeto que debes guardar. Si haces esto con diversas cosas cada día, verás que resultará mucho más fácil mantener tu casa ordenada y evitar que se convierta en un completo caos.

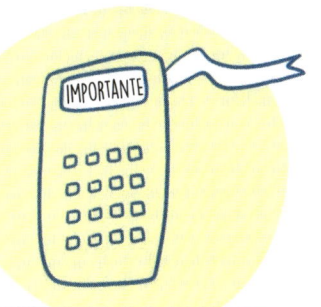

Los pastilleros para guardar los medicamentos, con etiquetas para cada día, evitan que olvides tomarlos o que los tomes dos veces.

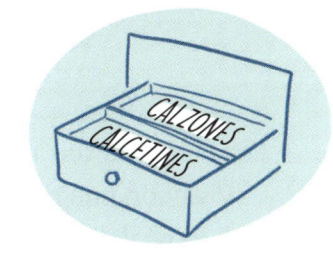

CONSEJOS

Invierte en una buena rotuladora. Te facilitará el etiquetado.

La práctica hace al maestro. Si una etiqueta concreta no te ayuda a organizarte, prueba cambiarla por otra categoría de artículos para ver si te funciona mejor.

¿Te gustan los proyectos de manualidades?

Prueba hacer tus propias etiquetas para personalizar tu decoración.

¿Tienes el clóset desordenado? Divídelo en secciones para las distintas prendas y etiqueta cada una de ellas.

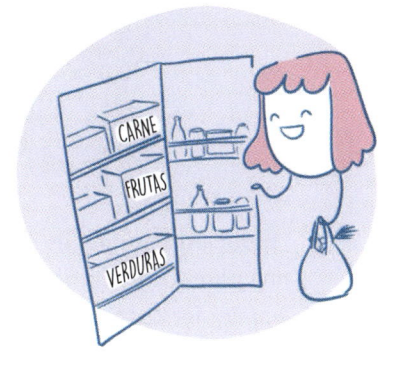

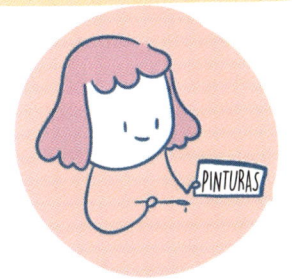

Pon etiquetas en tu refrigerador. Es difícil mantenerlo organizado cuando tienes TDAH. Es muy útil usar etiquetas para los alimentos.

TRUCO #11

Vaciado mental

Los cerebros con TDAH pueden rebosar de ideas y pensamientos.
Vivir con una mente que se siente constantemente saturada
no es fácil. Por eso el vaciado mental es tan eficaz para ayudar
a las personas con TDAH a sentirse menos abrumadas.

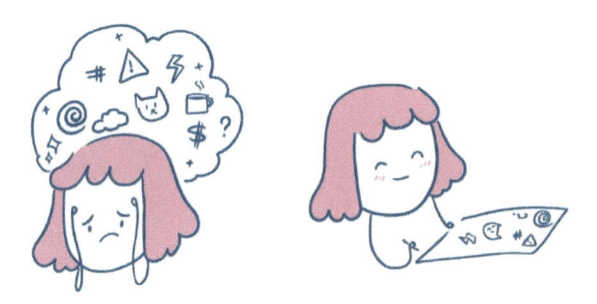

El vaciado mental es muy sencillo. Solo necesitas una hoja de papel y
una pluma, tu teléfono o una computadora. Después, escribe (o dibuja)
cualquier cosa que te pase por la cabeza. Puede ser, por ejemplo, las
cuentas que tienes que pagar o el mensaje de texto de tu amigo que
aún no has contestado. Una vez hecho, verás que en el papel hay menos
cosas de las que habías imaginado. A continuación, puedes crear una
lista de tareas pendientes con estos elementos, guardar el vaciado de
ideas como recordatorio o tirarlo a la basura si ya te sientes mejor.

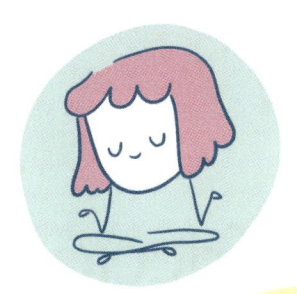

Intenta acostumbrarte a hacer un vaciado mental en cuanto te sientas abrumado o estresado. Te sentirás más tranquilo al instante.

¡Sé creativo! Usa lápices y plumas de colores para hacerlo más divertido y atractivo.

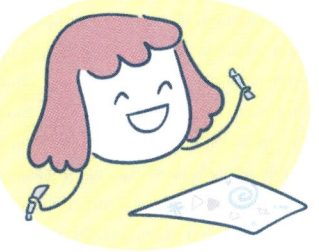

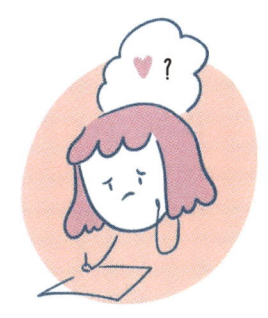

El vaciado mental no se limita al trabajo y las tareas domésticas. También puedes hacer vaciado mental de cosas personales, como problemas en tus relaciones.

COSAS QUE ME ESTRESAN

COSAS QUE TENGO QUE HACER

COSAS AL AZAR

IDEAS

CONSEJOS

Si te cuesta hacer un vaciado mental en una página en blanco, ¡usa mi plantilla!

Identifica la fricción

Cuando te cueste trabajo hacer las cosas o te sientas abrumado por el caos de tu vida, tómate un respiro y analiza la situación. Con frecuencia encontrarás elementos de fricción que están complicando las cosas.

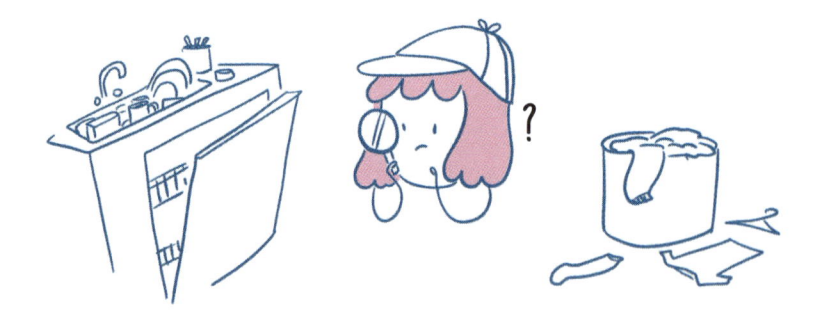

Las personas con TDAH, en especial las diagnosticadas en la edad adulta, estamos acostumbradas a trabajar en contra de nuestro cerebro. Al enmascarar y compensar de más, nos acostumbramos a la idea de que las cosas deben suponer un reto para nosotros. Para romper este ciclo y disfrutar de una vida mucho más tranquila, debes aprender a identificar los problemas y procesos que son incompatibles con el funcionamiento real de tu cerebro. Al eliminar estas fricciones, podrás hacer más cosas y sentirte mejor.

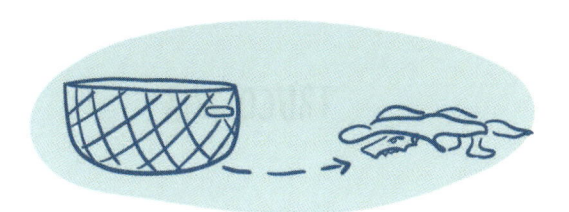

¿Estás cansado de tener la ropa sucia en un solo lugar de tu habitación, en vez de ponerla en el cesto de la ropa sucia que está en la esquina opuesta? Está claro que la solución actual no te funciona. Prueba mover el cesto de la ropa sucia al lugar donde la tiras de forma natural.

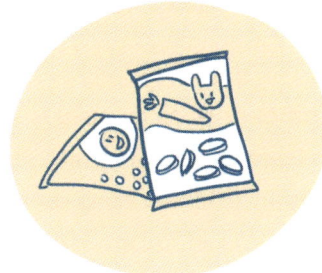

CONSEJOS

Cuando veas que una situación no funciona bien, analízala para encontrar el punto de fricción y elimínalo.

No temas hacerte la vida más fácil. ¡Elegir la comodidad está bien!

Trata de no comparar tu vida con la de los demás. Tu objetivo es hacer tu vida más fácil, no ajustarte a un estándar digno de Pinterest.

Si la idea de lavar y cortar las verduras es lo que te impide cocinar en casa, compra verduras congeladas ya cortadas. ¡No tienes que hacer todo desde cero!

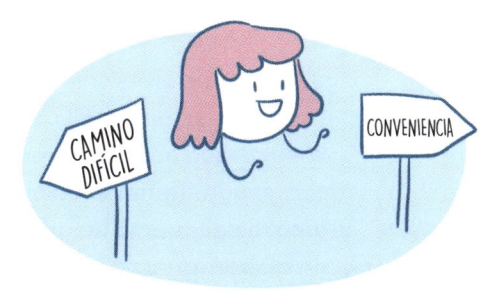

Usa recordatorios

Puede parecer básico, pero los recordatorios suponen una gran diferencia para las personas con TDAH. Hay que admitirlo: puede ser difícil recordar cosas cuando el cerebro está constantemente distraído. Por eso es muy útil crear el hábito de usar recordatorios de forma inteligente.

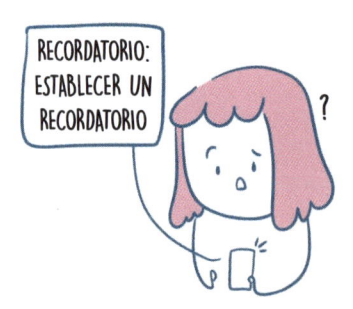

Cuando vives con un cerebro que tiende a distraerse, es extremadamente fácil perder la noción de las cosas u olvidarlas. Imagina que acabas de recordar que debes responder al mensaje de un amigo. Tomas tu celular, ves una notificación de Instagram y de pronto te das cuenta de que llevas una hora navegando por Instagram y, sin querer, ignoraste a tu amigo. Para evitar estas situaciones, intenta programar recordatorios para las cosas importantes que podrías olvidar.

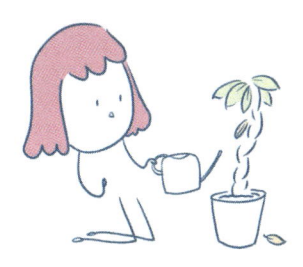

¿Se te mueren las plantas? Establece un recordatorio periódico para que no olvides regarlas.

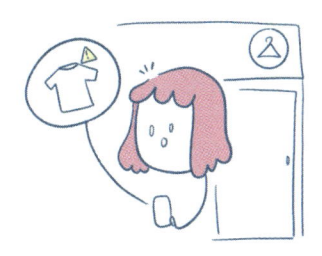

Algunos teléfonos inteligentes cuentan con recordatorios específicos de ubicación. Por ejemplo, tu teléfono podría recordarte que recojas tu ropa cuando estés cerca de la tintorería.

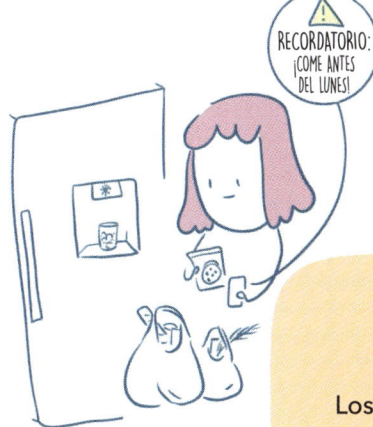

Establece un recordatorio cuando regreses del supermercado en caso de que hayas comprado alimentos que caduquen pronto.

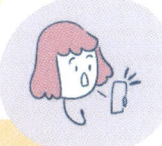

CONSEJOS

Los recordatorios no siempre funcionan, y no pasa nada si pruebas otra cosa. Tal vez puedas automatizar esta tarea (mira cómo hacerlo en las páginas siguientes) o combinarla con otro hábito.

Si sueles ignorar los recordatorios, intenta que sean lo más ruidosos y visibles posible. Utiliza papel de colores vivos cuando elabores recordatorios físicos. También puedes cambiar el sonido de la alarma del celular para no acostumbrarte a ellos.

Usa listas de control

¿Qué tienen en común pilotos, cirujanos y astronautas?
Usan listas de control. Si ellos se valen de esta sencilla herramienta
para hacer trabajos tan complejos, quizá nosotros podamos aprender
de ellos. Crear listas de control para tareas importantes y periódicas
te ayudará a ganar tiempo y evitar que se te olviden cosas.

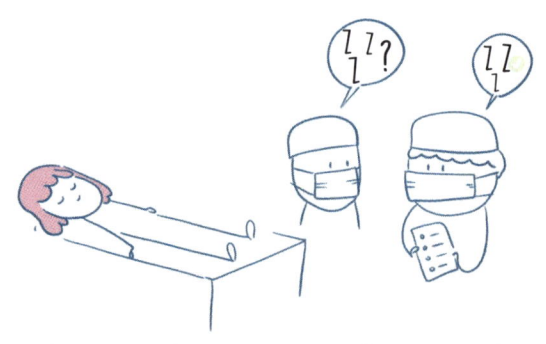

Si nos fijamos bien, nos daremos cuenta de que muchas de nuestras
tareas cotidianas son recurrentes. Sacar la basura, vaciar el lavavajillas,
pagar la renta, lavarte los dientes… todas estas tareas se componen
de acciones que hemos realizado muchas veces. Por eso las listas de
control pueden ser herramientas muy poderosas para las personas con
TDAH: solo tienes que crear tu lista de control una vez y luego puedes
usarla todas las veces que quieras.

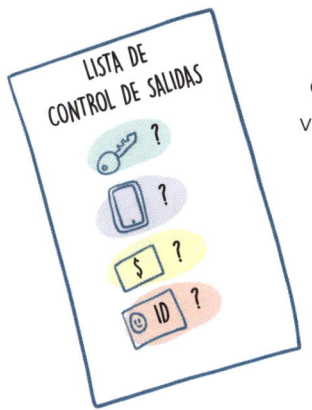

En lugar de hacer una lista de las compras cada vez que vayas a la tienda, crea una lista con todos los artículos que sueles comprar.

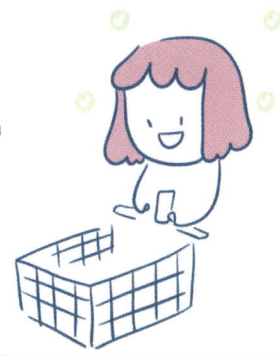

Crea una lista de control para salir de casa y así no olvidar cosas importantes. ¡Puedes pegarla en la puerta de tu casa!

CONSEJOS

La mayoría de los *smartphones* incorporan herramientas para crear listas de control sencillas. También hay muchas aplicaciones por si quieres algo más sofisticado o con más funciones.

¿Funcionas mejor con herramientas físicas? Crea una lista de control en papel y enmícala. Puedes escribir y borrar sobre ella con un plumón que sea fácil de quitar.

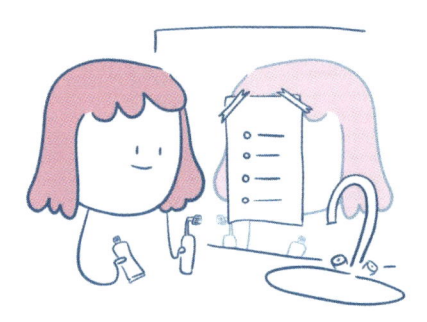

¿Tienes problemas de higiene? Crea una lista de control con tu rutina de cuidados por la mañana y por la noche.

NO USES UN PLUMÓN PERMANENTE

Automatiza tareas recurrentes

Olvidar las cosas puede ser una lucha diaria para las personas con TDAH. Para combatirlo, algunas personas pasan todas las horas del día concentrándose en retener la información mentalmente, lo que resulta agotador e ineficaz. Automatizar las tareas recurrentes es una forma muy eficaz de mejorar tu vida con TDAH.

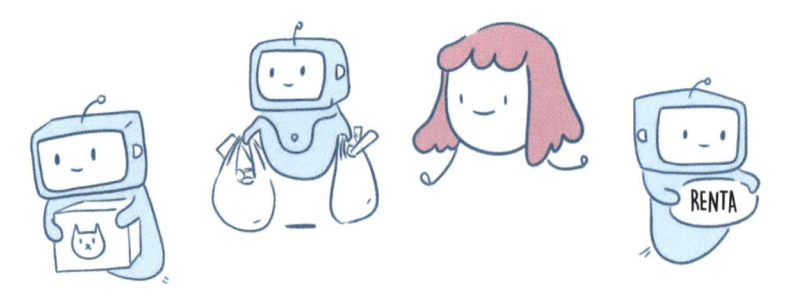

¿Con frecuencia te pasas todo el día recordándote cada 30 minutos que tienes que hacer algo, como comprar la comida de tu gato? Pues la automatización podría ser una solución para ti.

Cuando se usa correctamente, la automatización te permite limitar las cosas que necesitas recordar o gestionar, aligerando así tu mente. Empieza por identificar las tareas recurrentes que te cuesta trabajo recordar o las que ocupan mucho espacio mental. A continuación, ve si puedes automatizarlas y cómo.

Automatiza todas tus cuentas y la renta, ¡y no volverás a pagar recargos por haberte retrasado!

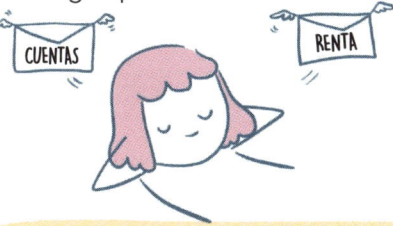

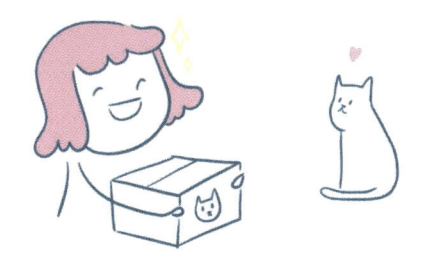

Utiliza un servicio de suscripción para recibir automáticamente algunos productos, como comida para gatos.

CONSEJOS

Por supuesto, la automatización no es una solución universal. Tienes que comprobar de vez en cuando si las cosas que has automatizado funcionan bien para tus necesidades.

No hay límites para la automatización. Sé creativo y prueba cosas. Es la única manera de encontrar lo que funciona para ti.

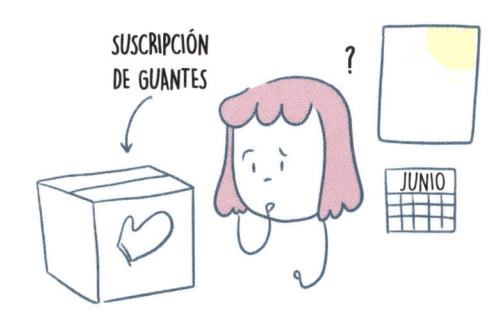

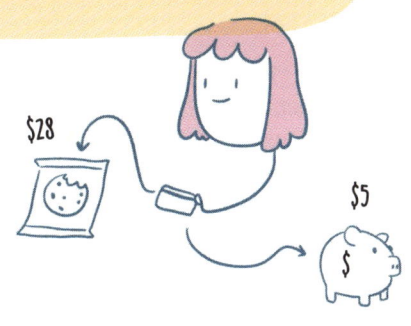

¿Se te dificulta ahorrar? Automatiza una transferencia periódica de tu cuenta bancaria a una cuenta de ahorro, o usa una aplicación que redondee el monto de las compras para ayudarte a ahorrar dinero de forma automática.

Aprovecha el poder de la música

La música es poderosa. Puede entristecerte, alegrarte el ánimo o incluso ayudarte a concentrarte. Usar la música para hacer cosas es uno de los trucos más sencillos y eficaces para el TDAH.

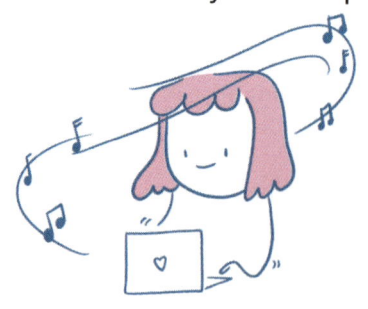

Cuando te sientes atorado en una tarea o desmotivado para hacer algo, la forma más sencilla de ponerte en marcha es oír música. ¿Sabías que la música tiene el poder de aumentar tu capacidad de atención? Escuchar música que te gusta aumenta los niveles de dopamina en el cerebro, lo que te hace estar más atento y motivado para terminar una tarea que has empezado. La música también es muy útil para cambiar tu estado de ánimo si tienes problemas de desregulación emocional.

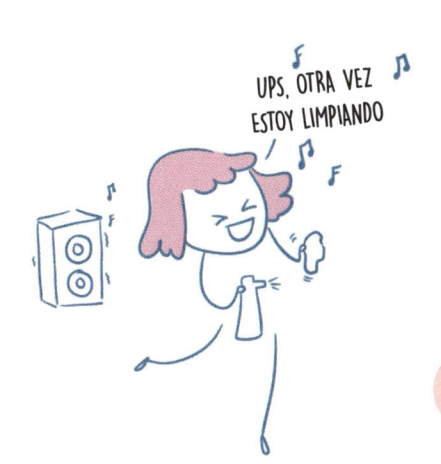

UPS, OTRA VEZ ESTOY LIMPIANDO

¿Se te dificulta cumplir el plazo de entrega de un proyecto? Escucha la banda sonora de una película dramática y revitalizante.

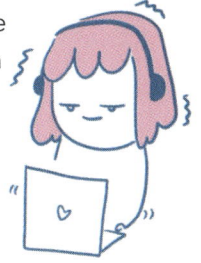

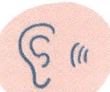

Si te cuesta mantener el orden en casa, pon tu canción favorita. Desafíate a limpiar todo lo que puedas en el tiempo que dura una canción.

EL DULCE SONIDO DE UNA ASPIRADORA

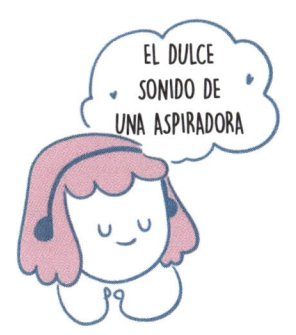

Si la música no te funciona, prueba escuchar sonidos de baja frecuencia, como ruido blanco o marrón. Si te cuesta filtrar el ruido de fondo, estos sonidos pueden ayudarte a regularte y volver a concentrarte.

TIPS

¿Te gusta oír la misma canción una y otra vez? Esto es muy común entre las personas con TDAH y es probable que sea una forma de estimulación auditiva.

Modera tu consumo de música si utilizas audífonos y te gusta escucharla a todo volumen. Puede ayudarle a tu cerebro, ¡pero podrías dañar tus oídos!

Escanea este código QR para escuchar mi lista de reproducción en YouTube.

Conclusión

Felicidades, ¡llegaste al final de este libro!

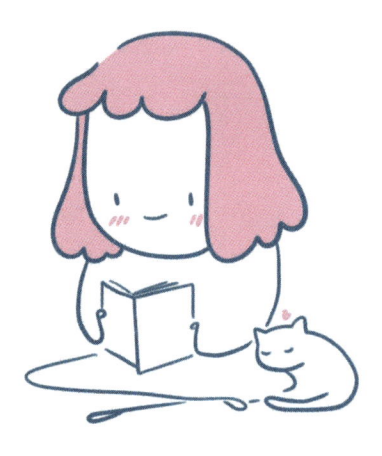

Y no pasa nada si no lo leíste en el orden "correcto". Con este libro, quise crear algo que puedas usar para encontrar respuestas a tus preguntas sobre el TDAH, cosas como: "¿Qué es el impuesto del TDAH?". Un libro que puedas usar para sentirte menos solo cuando experimentas algo como quemar la cena que estabas preparando para tu cita. Y un libro que puedas usar para encontrar ideas de estrategias que te ayuden a sobrellevar algunos de tus rasgos de TDAH, como olvidarte de pagar la renta todos los meses.

Pero, sobre todo, quise crear un libro sobre el TDAH hecho para personas con TDAH. Un libro que no te hiciera perder el hilo (demasiado) a causa de sus largos párrafos; un libro que resultara accesible y divertido. Espero haberlo logrado. Espero que este libro te acompañe durante muchos años y que puedas volver a él cuando te sientas confundido, perdido o solo. Espero que lo sientas como un lugar seguro donde puedes ser tú mismo. Deseo que estés en paz con tu cerebro. Te lo mereces.

Agradecimientos

Estoy profundamente agradecida con todas las personas de todo el mundo que me han apoyado en Instagram dando "me gusta", comentando y compartiendo mis publicaciones. Sus ánimos y amables mensajes han sido increíblemente reconfortantes y me han mantenido motivada, en especial cuando acababa de abrir mi cuenta y dibujaba en mi teléfono con el dedo (¡nunca dejes que la falta de herramientas frene tu creatividad!). Este apoyo ha sido invaluable para ayudarme a seguir dibujando y publicando, lo que no es fácil para alguien con TDAH.

D, sin ti, nada habría sido posible. Me siento realmente bendecida por tenerte en mi vida. Gracias por ser tú.

Bebé D, tus preciosas pataditas fueron mi compañía constante mientras escribía este libro. Me siento increíblemente bendecida por ser tu madre.

Maman, gracias por creer siempre en mí y darme fuerzas para creer en mí misma. Alimentaste mi cerebro creativo con todo tu corazón, y estoy segura de que este libro te habría encantado.

Un sincero agradecimiento a Morvan, Jemar, Janna, Christelle y a todo el equipo TMAC por su inquebrantable apoyo y aliento. Sus contribuciones han sido invaluables para ayudarme a gestionar nuestro sitio web y nuestras cuentas en las redes sociales.

Estoy profundamente agradecida con Hattie, mi agente, por su amabilidad y paciencia. También quiero expresar mi más profundo agradecimiento a Sam, Evangeline, Faith, Emily y Lucy, quienes fueron el motor para que este libro cobrara vida.

ÍNDICE TEMÁTICO

Esta obra se terminó de imprimir
en el mes de abril de 2025,
en los talleres de Litográfica Ingramex S.A. de C.V.,
Ciudad de México.